코로나 팬데믹

코로나 팬데믹

| 무엇이 효과적 대처인가? |
| 세계적 논쟁의 진실과 핵심 |

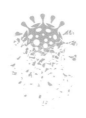

슈샤리트 박티 · 카리나 레이스 지음

김현수 · 김대중 번역/감수

더봄

코로나 팬데믹,
가장 과학적인 대처는
무엇인가?

이 책의 번역은 아주대 의대 김대중 교수와 본 역자의 공동 작업물이다. 책의 전반부인 서문, 1장부터 4장까지는 아주대 의대 김대중 교수가 맡았으며, 5장 이후는 본 역자가 진행하였다.

이 책은 어떻게 세계적인 베스트셀러가 되었을까?

- 코로나 팬데믹을 가장 '이해하기 쉽게 쓴' 대중 교양서
- '주장'보다 '대중적 서술'로 주목 받은 코로나 시기의 논쟁적 도서

"이 책의 목적은 사실과 관련된 정보를 제공함으로써 독자들 스스로 결론에 도달할 수 있도록 하는 것이다. 이 책에서 설명하는 내용은 독자들의 정밀한 탐색을 위해 저자들이 제출한 의견으로 받아들여주기 바란다. 비판과 반대의견은 언제든 환영이다. 과학적인 토론에서 증명해야 할 테제는 안티테제를 불러오고, 최종적으로는 합에 이르면서 잠재적 불일치를 해결하고 인류의 이익을 증진하는 데 기여하기 때문이다. 모든 독자들이 우리의 관점을 공유하기를 기대하지는 않는다. 그러나 우리는 심각한 곤경에 처한 세계의 모든 시민에게 도움이 되도록, 깊이 있는 논의를 공개적으로 촉발하고자 한다."

이 책은 올 해 초 독일에서 출간되었으며, 독일에서 베스트셀러가 되었고, 동시에 영어판으로 번역되어 아마존 미국, 영국 등에서 모두 베스트셀러가 되었다. 현재 코로나와 관련된 교양대중서 중 세계적으로 가장 많은 판매부수를 기록하는 책에 속한다. 그리고 가장 많은 리뷰와 논쟁이 벌어지고 있다. 결국 저자들의 의도대로 논쟁을 촉발하는 데 성공한 책이다. 아마 그러한 이유로 한국에도 번역 제안이 들어왔고, 어렵사리 출간이 이루어진 것 같다. 한국에서도 이 책을 계기로 건설적인 방면으로 논쟁이 촉발되어 우리의 부족한 면을 돌이켜보고 개선할 수 있게 된다면 저자들의 바람은 이루어지는 셈이다.

미국에서 태어나 독일 본 의과대학을 나오고 독일의 여러 연구소에서 미생물학을 연구하다가 지금은 70대 중반의 나이에 이른 슈 샤리트 박티^Sucharit Bhakdi 교수와 그의 배우자이면서 생물학, 감염학을 연구하고 있는 카리나 레이스^Karina Reiss 박사가 공동 저자이다.

　저자들은 현재 독일정부의 감염병 대응 방식에 문제제기를 할 뿐 아니라 〈사회적 거리두기-봉쇄-백신-치료제〉의 감염 대응시스템에 의문을 제기하고 있다. 특히 '코로나 바이러스'의 특성과 관련하여 감염률과 치명률 중 어떤 기준에 의거하여 방역시스템의 핵심적 전략을 세워야 하는가에 대한 논의가 필요함을 역설하고 있다.

　더불어 팬데믹^Pandemic이라고 판단되었을 때 가장 효과적인 방역체계는 무엇이고, 전체 사회에 끼치게 될 피해를 최소화하는 방역체계를 고민해야 한다고 강력히 촉구하고 있다. 이 책의 전체적인 주제도 그러한 맥락 속에 있다고 생각한다.

　독일의 지인들에게 이 책에 대해 물어본 바에 따르면, 이 책이 가지고 있는 화제성은 '주장'보다 '서술'이라고 한다. 즉 이번 코로나 팬데믹을 이해하기 위해 가장 짧게 쓰였지만(독일어판 160쪽) 핵심을 파악하고 있다고 하고, 또 '봉쇄'^lockdown로 인해 고통 받는 사람들을 대변해주었다는 점에서 지지를 받았다고 한다.

　그러나 이 책의 주장에 대한 평가는 극과 극으로 나뉜다고 한다. 현 정부의 정책을 '불가피한 최선의 선택'으로 받아들이는 국민들 측에서는 이 책이 진실을 호도하고 있다고 비판받고, 독일 메르켈 총리의 정책을 '구태의연한 방식'이라고 여기는 사람들로부터는 환호를 받았다고 한다. 중립적인 사람들은 현 정부의 정책과 저자들이 주장하는 대안 모두 안목을 길러주는 효과가 있다고 말한다.

저자들이 독일 국민들에게 정부에 함께 물어보자고 제안하는 것 중 크게 사회적 논란이 되고 있는 이슈들을 정리하면 다음과 같은 주제들이다.

1) 왜 유럽이 중국의 모델을 따라야 했는가?

2) 왜 치명률이 낮은 감염병에 대해 대규모 봉쇄조치를 빠르게 결정하는가?

3) 정부, 언론, 과학은 왜 정부에 비판적 기능을 못하고 있는가?

4) 코로나 조치로 인해 발생한 동반된 피해가 더 크다는 것에 대해 어떻게 생각하는가?

5) 심각하지 않은 감염질환을 과잉 대응함으로써 정부와 WHO가 이익을 보고 있다는 것을 왜 말하지 않는가?

첫 번째 질문은 다분히 정치적 모델에 관한 이야기이며, 코로나 감염 초기 이탈리아 철학자 조르지오 아감벤^{Giorgio Agamben}이 제기한 '과다한 국가적 개입, 전체주의로의 회귀'와 그 궤를 같이하는 것처럼 보이기도 한다. 저자들도 한나 아렌트를 언급하며 국가의 막강해진 권력에 대한 비판을 한다.

두 번째 질문에 대해서는 봉쇄조치의 실효성이 없다는 의학적 근거와 함께 그로 인해 발생한 동반된 피해가 더 많은 사망을 초래 했다는 증거로써 봉쇄조치의 해악을 대변하고자 한 것으로 보인다. 봉쇄조치를 하지 않았던 나라들(그중에 당연히 한국도 포함, 이 책에서 언 급되고 있는 유일한 장면)의 치명률이 높지 않다는 주장을 하고 있다.

세 번째 질문에 대해서는 정부, 언론, 과학 모두 실효성 있는 대 응을 위해 다각적인 접근에 대한 개방적 토론을 하지 못하고, 공포 에 휘둘려 과잉된 조치를 하고 있고, 이에 대해 언론이나 과학자들 이 제대로 된 비판을 하지 못한다는 주장을 하고 있다. 언론과 과학 이 모두 정부에 포섭되어 있다는 주장이다.

네 번째 질문을 통해서는 봉쇄조치로 인해 동시에 발생하는 다 른 피해들, 인공호흡기의 순번에서 밀려난 환자의 죽음이라든가 노 인과 어린이들이 받게 된 경제적 여파들로 인한 피해가 얼마나 큰 지를 설명하고 있다. 즉 코로나 팬데믹 상황에만 대처하느라 코로 나가 아닌 이유로 죽는 사람들이 더 늘어난다는 입장을 피력하고 있다. 이 부분은 코로나 대처의 부작용, 혹은 불충분했던 대처, 혹 은 미완의 시스템에서 고려해야 할 제안들을 이해하는 데 도움이 되었다.

다섯 번째로 전반적인 책의 내용 중 지속적으로 거론되고 자주 등장하는 논쟁적인 부분은 이 책의 저자가 갖고 있는 정부에 대한 비판적 입장과 WHO에 대한 비판 그리고 코로나19 바이러스에 대 한 인식의 차이인 것 같다. 그 결과 저자들은 '심각하지 않은 감염

질환에 대한 과잉되고 부당한 조처'라는 입장의 주장 혹은 도발을 하고 있다.

이 저자들의 다른 방면의 주장을 살펴볼 기회는 충분히 없었지만, 국가의 기능이 강화되면서 개인의 자유가 침해되는 것에 대해 반대하거나, 봉쇄조치처럼 불특정 다수가 아니라 사회 전체를 마비시키는 측면에서의 접근에 반대하는 자유주의적 입장을 지닌 분들이 아닐까 생각한다.

봉쇄조치로 인해 발생하는 여러 피해들에 대해서는 시사하는 부분이 많았고, 그런 부분에 대한 대비는 반드시 기억하고 지원이 이루어져야 한다는 생각이 들었다. 역자는 동반된 피해와 관련된 장에서는 공감되는 생각들을 얻고 도움도 받았다.

하지만 다른 장에서의 여러 주장들에는 동의할 수 없는 부분도 상당히 있다는 것을 밝혀둔다. 그러므로 독자들 또한 현명하게 이 책의 도발적 주제들에 대해 비판적 관점과 시사하는 바를 잘 분별하면서 깊은 안목으로 읽어나가시기를 바란다.

코로나 팬데믹, 사회의 민낯을 어떻게 드러내었는가?

이 책에서 소개하고 있는 코로나 팬데믹으로 인해 동반된 부수적 피해들의 현실은 실제 사회적으로 일어나고 있는 현상을 강조해서 잘 전달하고 있다. 코로나 팬데믹으로 인해 노인과 어린이들이 무너지고, 빈곤 계층이 무너지고, 환자들이 더 빨리 생명의 종말을 맞이하고 있다. 즉 코로나 팬데믹이 함께 몰고 온 불행의 형제들은 더 많았다. 자살, 자영업의 붕괴 그리고 이에 기반한 사회적 재편의 서막.

그래서 이 불행은 코로나 팬데믹 이상으로 사회에 큰 영향을 미치며 예전의 팬데믹이 그랬듯이 사회를 리셋시킬 것이다. 어떻게 리셋시킬 것인가? 그런 관점에서 몇 가지, 짧은 소회를 독자들과 나누고자 한다. (미래학이나 사회과학에 해박한 사회과학자가 아닌 임상의학을 하는 정신과 의사로서 주로 환자들의 호소에 기초한 상상임을 밝혀둔다)

코로나 팬데믹으로 인해 우리 사회의 일부는 리셋되고 있다 :
해고 및 파산에 대한 예방책과 사회적 연대와 기본 소득 논의는
필수적 대책이다!

코로나 팬데믹에 대한 심리방역을 하면서, 이 시기에 많은 것을 잃은 사람들의 이야기를 듣고 있다. 그 상실의 이야기 속에서 등장하는 이슈 중 하나가 '평등'이다.

코로나 팬데믹이 사회를 휩쓸면서 우리를 발가벗겨 놓은 사회적 신체 중 하나는 '평등'이라는 부위이다. 우리 사회는 확실히 여러

면에서 불평등한 사회임이 여실히 드러나고 있다. 사람들은 말한다.

"재난은 누구에게나 평등하게 찾아온다고 하는 말은 거짓이다. 재난에 따라 취약해지는 계층이 있고, 어떤 재난이 와도 취약해지지 않는 계층이 있다."

그렇다. 재난은 사회로부터 가장 먼저 비정규, 비숙련 청년을 정리하기 시작했고, 다음으로 카페를 비롯한 소규모 식당업, 노래방, 피시방 등의 업종 및 여행업을 처형했고, 그 다음으로 작은 중소 산업들이 처형대 앞에 줄을 서고 있다. 코로나가 장기화되면서 문을 닫는다는 지인들의 이야기도 속속 이어지고 있다.

공동체, 지역사회, 사회적 경제라는 동맹이 없는 기관들은 모두 코로나라는 홍수 속에 유실되었다. 오직 유동자금과 지급 및 보증 능력을 갖고 있는 대기업과 이들과 결탁한 관료들만 살아남는다.

코로나 바이러스는 우리 몸의 면역을 리셋하는 것뿐 아니라 우리의 사회도 리셋하는 엄청난 파괴력을 가지고 있는데, 이 과정은 사회적 거리두기, 봉쇄조치와 함께한다. 그래서 일부에서는 이 조치에 대한 두려움과 원망을 가질 수밖에 없다. 감염수치와 끼니의 수치를 조율하면서 사람들이 공존할 수 있게 하는 균형감이 없으면 사회는 공포의 통치로 나아가게 된다. 감염이 0이 되게 하는 것이 목표가 되는 사이 수많은 서민들이 굶주림으로 사라진다는 것을 외면하는 감염전문가들은 하나만 알고 둘은 모르는 허울뿐인 전문가들이다. 우리 조상들의 옛말처럼 빈대 잡으려다 초가삼간 태우는 격이다.

사회적 재난을 맞아 사회적 합의에 의한 제한이 성공하려면 재난지원금을 포함한 사회적 지원이 전제되어야만 한다. 동시에 기본소득제도를 포함한 사회적 분배에 대한 논의가 활성화되어야만 한다. 국가가 방역을 위해 특정한 경제활동의 중단을 명령했다면 그만큼의 보상을 각오해야한다. 그렇게 하기 위해서는 청년들의 해고 방지와 중소상공업의 보호는 필수적이다. 약자가 보호되지 않으면 사회는 무너진다. 가난한 다수를 보호하지 못하는 사회는 사회로서의 의미를 잃는다.

코로나 바이러스는 사회적 행동을 리셋하고 있다 :
빅브라더 사회의 도래를 예방하는 인권 대책도 필수적이다!

'마스크를 성실히 쓴 자, 손을 열심히 닦는 자', 혹은 '돌아다니지 않는 자'가 이 시대의 기본예절을 지키는 사람이 되었다. '집콕하고 홈트하면서 가족과 함께 즐겁게 지내라'는 공익광고가 여러 나라에서 제작되었다. 병원에서 간병 일을 하려면, 식당에서 일을 하려면, 카페에서 서빙을 하려면, 다른 나라로 이동을 하려면, 코로나바이러스 음성검사 확인증이 있어야 한다. 감염자의 동선과 중복되는 사람은 외출을 금하고 스스로 격리해야 한다.

거짓말은 소용없다. 핸드폰 위치추적과 카드 사용 그리고 CCTV를 확인하면 어디에서 무엇을 했는지 다 알아낼 수 있다. 누군가 알아내고자 마음만 먹으면 고스란히 드러나는 개인의 동선을 지켜보면서 집단주의적 요구에 순응하면서 지내야 한다. 좋게 말하면 공중도덕을 더 잘 지키고 집단의 요구에 부응해야 한다.

진단키트, 백신, 마스크 공급과 같은 기본 방역시스템과 진료체계도 국가의 권력에 달려 있다. 지젝이 말하듯이 배급에 의존하는 '공산주의' 사회 같은 상태가 되어가고 있다. 규율이 늘고 통제의 수준이 높아졌다. 통제에 대한 민감성이 높지 않은 국가의 국민들은 이를 받아들이면서 불편함을 크게 느끼지 않지만 파시즘을 극도로 혐오하는 일부 유럽 국가에서는 이런 국가권력의 확장에 대해 강하게 저항하는 지식인들이 많다. 아감벤과 같은 이탈리아 철학자는 이 부분에 대한 비판을 제기하고 주장하다가 코로나 팬데믹에 파묻혀버리기도 했다.

우리의 경우 초기부터 신뢰를 받고 있는 질병관리청의 존재가 현재 국민들의 합의된 행동을 도출하지만, 혹여 이 신뢰가 붕괴된다면 집단적 요구와 국민 개개인 사이의 마찰을 포함해 사람들의 행동 수준이 달라질 것이다. 실제로 미국과 캐나다의 일부 자치주에서는 방역팀 안에 마스크 쓰기를 더 잘 설득할 수 있는 넛지Nudge팀이 결합해서 시민들의 행동을 변화시키기 위한 노력을 한다고 한다.

사회적 행동에 대한 집단주의적 요구, 이것은 '약'일 경우가 많지만 '독'이 되는 경우도 있다. 코로나 팬데믹이 불러오는 국가주의나 집단주의에 대한 회귀가 인권에 대한 축소로 이어질까 두려워하는 지식인 집단들은 엄청난 경계를 하고 있다. 코로나 팬데믹이 새로운 유형의 권력 강화체제를 가져오면서 확장되어오던 인권의 경계를 리셋하는 것은 아닌가? 빅브라더 사회의 도래를 앞당기는 것은 아닌가?

'국가가 감염의 위험성을 전제로 침범한 국민의 권리는 없는가'에 대한 활발한 논의 또한 코로나 시기에 반드시 짚고 넘어가야 할 주요한 아젠다이다. 피곤한 이야기가 아니라 그 이야기를 다루지 않으면 안 되게 되었다. 바이오테러에 의한 공포정치가 얼마나 쉽게 사람들을 압도할 수 있는가가 이번 코로나 팬데믹을 통해 여실히 드러났기 때문이다. 그리고 중앙집권적인 정보 통제와 동선파악 및 조작에 의해 사람들을 조종하거나 조정할 가능성도 알게 되었다. 국민들에게 충분한 공포를 불어넣을 수만 있다면 가능해진 것이다. 그리고 이러한 현상을 두고 어떤 사람들은 통제가 내면화되었다고 말할 것이고, 어떤 사람들은 자율적인 시민이라고 말할 것이다.

코로나 바이러스는 누구를 위한 정부인가를 보여준다 :
가진 자들은 감염을 걱정하고, 없는 자들은 생계를 걱정한다.
정부는 시민을 보호하는가? 재벌을 보호하는가?

⑴ 엘리트 패닉은 아닌가? 감염률이 모든 것을 결정하는 기준인가? 시민과의 사회적 합의는 어떻게 이루어지는가?

엘리트 패닉을 주창해온 사람들은 이런 주장을 하고 있다. "가진 자들은 감염 공포를 확장시킨다. 정부의 각료, 높은 학력의 과학자, 재벌들, 안전한 삶을 살고 있는 그들은 시민들 사이에 퍼지고 있는 감염을 걱정한다. 그리고 그 감염의 공포를 시민들 눈앞에 눈덩이처럼 부풀린다. 그리고 모두들 백신과 치료제가 나올 때까지 절제하며 기다리라고 한다. 그렇지 않고 시민들이 지금처럼 돌아다니고 놀러 다니면 모두 감염되어 다 죽어버릴 것이라고 한다. 과연 그럴까?"

감염률이 모든 것을 결정하는 상황이 되었고, 아무도 이의를 제기하지 않는다. 치명률이 높지 않다는 주장은 이제 모습을 감추었다. 감염률의 공포가 전면에 대두되면서 방역을 위한 사회적 기준의 합의 기제도 사라진 듯하다. 감염병 전문가는 엄청난 권력의 발화자들이 되었다. 개인의 자유가 여러 부분에서 구속되는 작금의 상황에서 범위와 규모가 결정되고 제한될 때 이에 대한 책임은 어떻게 제기될 수 있는가? 만일 감염보다 감염으로 인한 경제적 손실로 인한 자살로 죽는 사람이 더 많다면 감염률은 어떻게 바라보아야 할 것인가?

지금의 공포도 과잉된 공포라는 주장이 있다. 번역된 이 책의 저자도 비슷한 입장이다. 실제로 적절한 공포와 함께 적절한 대응이 어떤 수준인가 하는 것은 시민사회의 역동적이고 합리적인 합의에 기초해야 한다. 감염의 최소화와 생활고의 최소화라는 두 요소의 최대 공약수를 찾기 위한 정부의 끊임없는 노력이 결국 엘리트 패닉을 이겨낼 힘이다.

(2) 정부의 경제관료들은 시민을 보호할 것인가? 아니면 그들의 친구인 자본가들의 산업을 보호할 것인가?

대한항공에 대한 지원을 보라. 대기업에 대한 지원을 보라. 그리고 국민에 대한 지원금 지원에 대한 정부의 태도를 보라. 그들이 하는 일이 무엇인지 명백히 드러난다. 전부는 아니지만 정부의 경제관료들은 재난지원금은 도덕적 해이라고 하면서 재벌을 망하지 않게 하는 것은 투자라고 하는 병적인 습관을 지니고 있다.

방역으로 인해서 거리두기 단계를 격상했을 때 피해를 보는 것은 소상공인들이다. 대기업의 피해보다 훨씬 큰 피해를 보고 타격을 입는 소상공인들을 위한 보호책은 지자체에 맡긴다. 재경부는 이 문제에 대해 적극적이지 않다.

코로나 팬데믹 이후의 삶 :
기술을 넘어 인간 공동체의 새로운 모델을 향하고 있는가?
새로운 기술에 기반한 새로운 자본주의 체제를 향하고 있는가?

가장 먼저 포문을 연 조르지오 아감벤의 전체주의로의 회귀에 대한 발언은 많은 유럽 철학자들에게 비판을 받았다. 코로나 팬데믹을 가볍게 여겼다는 그에게 '고립'이라는 삶의 새로운 방식을 취해야 한다는 장 뤽 낭시Jean Luc Nancy의 발언이 인기를 얻었다는 것이 여러 가지 생각을 들게 한다. '나를 만지지 말라'는 요한복음에서 발화된 예수의 말에 착안한 글을 써낸 낭시의 주장처럼 인간은 새로운 공동체의 존재방식을 발굴할 필요가 있는 것인가? 낭시는 눈에 보이지 않는 바이러스가 인간의 병적 삶을 확대하여 보여주는 확대경 노릇을 하고 있다는 말로 널리 인용되었다.

지젝은 언제나 등장하는 현대사회의 단골 메뉴인 신자유주의를 불러들여 코로나 팬데믹을 극복하지 못하는 유럽 사회의 문제를 지적했다. 복지 해체의 길을 걸어왔던 유럽 국가들일수록 코로나 팬데믹의 피해는 크다. 영국이 그렇고, 프랑스도 그렇다고 한다. 개개인이 감당하기 어려운 코로나 팬데믹이 나타나자 사회연대를 이완시켰던 나라들의 타격은 컸다. 그들이 희망처럼 말했던, 국가처럼 기능한다는 기업들은 현재 어떤 기능도 하지 않고 있다. 대량 실업에 빠진 국민을 취업시키는 것은 여유자금이 있는 기업이 아니라 사회적 경제를 실행하는 동네 품앗이 기업이다. 위기 속에서 빛나는 착한 기업은 순진한 상상이었다는 것을 여러 사회학자들이 지적하고 있다.

가장 공산주의사회 같은 분위기를 연출하는 장면이 —즉 백신과 치료제의 '배급'을 기다리고 있는— 지금이라는 상황을 비롯해 '똑같은 시간에 뉴스 앞에 모여들기', '진단과 검사에 줄서기', '모이지 않고 뿔뿔이 흩어지기' 등등의 역설을 겪고 있다.

유발 하라리 또한 디지털 전체주의의 등장을 우려하면서 참여

적 시민의 역량에 의한 대응, 시민연대를 언급했는데 이 시민적 역
량에 의한 대응의 본보기 국가로 한국을 꼽아주어 우리 어깨를 으
쓱하게 한 바 있다.

코로나 이후의 삶에 대해 '첨단기술' 중심으로 말하는 화자, '삶
의 양식' 중심으로 말하는 화자들은 많지만, '생태'를 중심으로 말
하는 화자가 뜻밖에 많지 않다는 것이 다소 놀랍다. '지구중심주의'
와 '원 헬스'와 같은 개념들이 차고 넘칠 줄 알았으나, 아직은 팬데믹
의 영향권 하에 있어서 그런지 근본적인 생태 담론은 제대로 출현
도 하지 않은 것 같다. 우리나라의 정혜윤 PD같은 분들이 절멸선언
과 같은 독립 미니 다큐를 만들어 소개를 할 뿐이다.

K-방역 이상의 K-시민실천, 시민연대를 위하여
가장 취약한 구성원부터 살려나갑시다! :
번역자가 제안하는 K-시민실천 10가지

코로나 팬데믹으로 인해 고통 받는 1차적, 2차적 양상은 다양하
다. 실업, 폐업으로 인해 재취업이나 지원이 필요한 사람부터 시작해
서 업무의 과잉과 과로로 인해 죽음에 이르는 사람까지. 그리고 요
양병원에 갇혀 오지 않은 자식의 환청을 들으며 자식이 왔는데 문
을 열어주지 않는다고 난리를 피우는 어르신부터 라면을 끓여 먹다
화재가 나서 죽은 아이에 이르기까지. 그래서 일을 할 수 있게 해주

어야 하는 사람부터 적절하게 일을 줄여주어야 하는 사람까지 다양한 부류가 나타났고 하루 한 끼조차 제대로 먹지 못하는 신 빈곤층이 대두되었으며, 자살률이 치솟은 젊은 여성들의 그룹도 생겼다.

아주 구체적으로는 택배박스 손잡이 설치를 처음으로 이 시기에 들었다. 이런 단순한 주장이 사회적 아젠다가 되었다는 것만 보아도 소집단 갈등해결의 어려움이 얼마나 큰가를 실감할 수 있다. 코로나가 알려준 진실 중 하나이다. 누군가는 사람이 죽어가는 것을 보면서도 박스 손잡이 하나 설치하는 데에도 관심이 없고, 누군가는 업무의 과잉으로 죽어가도 일이 줄어들지 않는다. 이 과정에서 다들 알고 있는 차가운 진실과 마주한다. "관료는 기업가는 도와주지만, 서민은 도와주지 않는다.", "국민들의 세금으로 이루어진 재난지원금은 엄격하게 온갖 잣대를 기울여 아끼려고 난리를 치지만, 기업에 대한 지원금을 수조 원을 주는 데는 급한 마음을 감추지 않는다."는 것이 그것이다. 유발 하라리가 말한 시민의 역량이 절실하다. K-방역 이상으로 K-시민 실천과 연대가 코로나 팬데믹의 폐허를 새롭게 복구할 수 있다. 나오미 클라인이 말한 재난자본주의나 관료자본주의가 아니라 시민들의 사회적 경제가 팬데믹으로 생긴 구멍을 메꿀수 있을 때 재난을 극복하고 회복되는 공동체들이 탄생할 것이다.

필자가 참여하는 한 단체에서는 시스터스 키퍼스^{Sister's Keeper's}라는 모임을 시도하고 육성하고 있다(영어로 이름을 지은 것에 사과드린다). 젊은 여성의 자살률이 위드 코로나 시기에 놀랄 만큼 증가했다는 것이 큰 충격이었다. 더불어 코로나 팬데믹으로 몸은 떨어져도 새로운 모임, 사회를 살리는 새로운 만남이 더 번창하기를 바란다. 바이러스보다 마음의 파동은 더 타격이 클 수 있다.

시민들과 함께하고 싶은 10가지 실천

1. 국가와 기업은 청년들에게 더 파격적인 방식으로 일자리를 제공하라

2. 국회는 청년들이 재난 시 해고되지 않게 하는 법률을 제정하라

3. 택배노동자의 과로사에 대한 대책을 수립하라!

4. 중소 상공업 및 자영업의 손실에 대한 대책을 수립하고 지원하라

5. 사회적 거리두기로 인해 발생하는 굶주림, 외로움 등을 해소할 수 있는 사회적 지원방안을 확대하라

6. 기본소득을 제정하라

7. 통신비를 인하하라

8. 환경과 기후에 대한 교육과정을 즉시 도입하라

9. 국가와 기업은 청년들에게 주택을 더 파격적인 방식으로 제공하라

10. 내가 하기 싫은 것은 남도 하기 싫다. 심야 노동시간을 줄이거나 심야 노동시간에 대한 급여를 인상하고 생명이 보호되는 노동 환경을 조성하라!

코로나 상황에
어떻게 대처하고 극복해 나갈지
생각해 보는 기회

올해 2월 1일 토요일, 뉴욕행 비행기를 탔다. 오래전부터 계획했던 가족여행이었다. 코로나19가 중국과 일부 아시아 지역에서 발생하면서 불안이 커지고 있었다. 우리나라는 1월 19일 중국 우한에서 입국한 사람이 인천공항에서 발열 증상으로 검역에 걸리면서 첫 환자가 발생하였고, 2월 1일에는 12번째 환자가 발생했다는 뉴스가 나왔다. 우한 교민을 비행기로 귀국시키려 하는데 어디에 수용할 것인지를 놓고 논쟁을 벌이던 시점이었다.

뉴욕으로 가는 비행기는 비교적 편안했다. 우리 가족은 모두 마스크를 했고, 승무원들도 그랬다. 뉴욕은 너무 조용했다. 코로나 의

심환자가 몇 명 검사를 받았고 결과를 기다린다는 뉴스가 있었다. 아무도 마스크를 하고 다니지 않아서 도저히 우리 가족만 마스크를 낄 수가 없었다. 2월 8일 귀국을 앞두고 같은 병원에 있는 감염내과 교수와 카톡을 했다. 내가 귀국하면 바로 근무를 할 수 있는 건지 2주간 자가격리를 해야 하는지? 당시 기록을 찾아보니 확진자는 22명이었고, 중국과 동남아시아 등지를 다녀온 직원들만 격리조치를 당(?)하였다.

나는 내분비대사내과 의사다. 당뇨병, 갑상선질환 등을 보는 호르몬 관련 질환 전문의라서 감염과는 거리가 있다. 물론 당뇨병 환자들 중에 감염성 질환이 많아 항상 신경을 쓰지만 소위 '신종 감염병'에 대해서는 별로 생각하지 않았다. 다만 감염내과 교수가 친구라서, 친구는 코로나19 대응책 마련에 정신이 없는데 혼자 편하게 놀다 온 것이 내심 미안해서 도와주게 되었다. 아주대학교병원도 2월 들어 본격적으로 선별진료를 시작했는데, 일단 응급실에 내원하는 환자 중에서 발열 환자를 외부 진료소에서 미리 보는 것이었다. 나는 금요일 오후마다 응급실 근무를 하기로 했다. 그렇게 코로나대응팀에 참여해 일했다.

2월을 기억해 보면 제일 힘들었던 것은 중국을 봉쇄하느냐 마느냐 하는 것이었다. 우리와 중국은 무역 면에서 엄청난 교류가 있을 뿐 아니라 관광, 일자리 등으로 엄청난 인구의 이동이 있다는 것도 통계를 통해 알게 되었다. 그런데 강경한 입장은 코로나바이러스의 진원지인 중국에서 들어오는 사람을 모두 차단하자는 주장이었다. 물론 머릿속으로 생각하면 모든 가능성을 차단하면 방역이 더 잘 될 거라 생각이 들 것이다. 그러나 전문가들의 글을 읽어보면 국경을 봉쇄하는 조치는 전염력이 매우 높은 코로나바이러스 같은 경우에는 실효성이 없다는 것이다. 의사협회는 연일 중국봉쇄를 주장했고, 의사들도 국민들도 둘로 갈라져서 찬반 논쟁을 했다. 언론은 논쟁을 부추기는 데 열을 올렸다. 방역보다 더 힘든 일이 바로 이런 소모적 논쟁이었다. 누구도 경험해 보지 못한 신종 감염병에 대응하여 방역체계를 만드는 것인데, 너도 나도 전문가인 양 나서서 방역당국을 흔들어 놓았다. 정부 당국자들은 불안하고 부담스럽지 않을 수 없었겠지만 나름 소신을 갖고 중심을 잃지 않으려 노력했던 것 같다.

2월 18일, 대구에서 31번째 코로나19 환자가 확진 판정을 받으면서 난리가 났다. 신천지교회라는 집단감염 이슈가 터졌고 또다시 국민은 신천지 때문이다, 아니다를 놓고 둘로 갈라졌다. 3월과 4월은 대형 병원의 입원환자와 보호자, 간병인, 직원들에게 코로나19 집단감염이 생기면서 감염 원인을 찾고 감염의 연결고리가 어떻게 이어지는지 알기 위해 매일 보도자료를 검색하여 엑셀시트에 정리했던 기억이 난다. 그렇게 두세 달이 훌쩍 지나가 버렸지만 우리나라는 중국을 봉쇄하지도 않았고, 대구경북지역에 이동제한을 걸지도 않았지만 비교적 성공적으로 초기대응에 성공했다고 평가할 수 있다.

이 책을 같이 번역하게 된 김현수 선배가 서울시의 COVID19 심리지원단을 운영하면서 코로나19와 관련한 가짜뉴스, 잘못된 상식에 대응하는 일을 일부 도왔다. 당시를 기억해 보면 가짜뉴스의 상당 부분은 일종의 '반정부투쟁'이었다고 생각한다. 이 정부가 코로나 대응을 잘하고 있다고 국제적으로 평가받는 게 탐탁지 않았던 것 같다. 여러 가지 가능성을 놓고 최선의 방법을 찾아가는 중이라고 이해해 줄 수도 있었지만, 일종의 꼬투리잡기식이 많았고 상당 부분은 거짓말이었다.

돌이켜 보면, 지금은 마스크 쓰기가 당연한 일이고 국제적인 학술잡지에서도 마스크 쓰기가 코로나19 방역에 꼭 필요한 조치라고 인정하고 있지만 당시는 아니었다. 'Wuhan Health Organization'이라고 욕을 먹고 있는 세계보건기구WHO조차도 당시에는 마스크 쓰기의 효과는 미지수이고 사회적 거리두기와 손씻기가 더 중요하다고 했다. 우리 정부는 마스크를 꼭 써야 한다고 했었고, 국민의 불안은 커지는데 마스크 공급이 원활하지 않아서 또 한 번 국민과 언론으로부터 집중공격을 받았다. 가까운 나라인 대만 정부는 대처를 잘하고 있는데 우리 정부는 뭘 하고 있느냐고 비난했다. 병원에서도 비슷한 일이 생겼다. 지나치게 높은 수준의 방역복의 필요성을 제시하면서 N95 마스크와 레벨D 방호복을 입어야 하네 마네를 두고 왈가왈부하느라 또 엄청 시끄러웠다.

5월에는 이태원클럽발 집단감염 속에서 성소수자 문제가 불거졌고, 힘들게 투잡을 하며 살아가던 확진자 기억이 난다. 지금은 건강하게 살고 있겠지? 콜센터 직원들의 집단감염과 그로 인해 발생한 암 환자의 사망 소식도 있다. 요양원이나 요양병원 등의 집단발병과 면회/이동의 차단으로 감옥처럼 변해버린 상황을 맞닥뜨린 어르신들의 고독감은 어떠했겠는가. 8월에는 광복절 집회로 시끄러웠고, 교회 예배금지 조치와 반발로 종교에 대해서도 다시 한 번 생각하게 만들었다. 정부도 코로나와의 길어진 싸움에 경제적으로 힘들어진 국민들과 기업을 지원하는 문제로 국회에서 실랑이를 했고, 사회적 거리두기 단계를 놓고 매일이 투쟁이었다. 10월은 독감백신의 냉장배송에 문제가 생기면서 불신이 커졌고 독감백신 접종 후 사망사례가 100명 가까이 생기면서 난리가 났다. 11월이 된 지금은 가까이 다가온 백신 도입 문제를 놓고 무능한 정부라고 또 욕을 먹고 있다.

코로나19가 처음 유행하기 시작하면서 전 세계로 퍼지고, 소위 팬데믹(세계적대유행)이 선언될 때 인포데믹스infodemics 이슈가 동시에 있었다. 정보information와 감염병 유행epidemic의 합성어인데 특히 신종 감염병이 유행할 때 많이 생긴다고 한다. 사스나 신종플루, 메르스 때도 그랬고, 이번 코로나19는 특히 전 세계적으로 대유행하면서 더욱 심했다. 디지털시대 스마트폰의 보급으로 정보가 감염병보다 더 빨리 퍼졌다. 근거 없는 추측, 부정확한 정보, 때로는 완전 가짜뉴스, 왜곡보도가 사회의 혼란을 유발시키고 눈덩이처럼 커졌다.

이 책의 저자는 감염병 전문가와 미생물학 전문가인데 독일 정부와 일부 전문가들이 국민에게 정확한 정보를 공개하지 않았다고 항변한다. 단적으로 국경을 봉쇄하고 지역을 봉쇄하는 조치에 대해 강하게 비판하고 있다. 정부가 국민을 불안에 빠뜨리고 과도한 조치에 순응하도록 자유를 억압했다는 주장이다. 우리나라와는 너무나 다른 상황의 국가에 대한 이야기이기 때문에 번역하면서도 의아하게 생각되는 점이 많았고 관련 기사나 칼럼을 찾아보면서 이해하려고 노력을 했다. 저자의 주장에 공감이 가는 부분도 있고 그렇지 않은 부분도 있었지만, 우리나라의 코로나 대응과 국민의 반응에 대해 생각해 볼 기회가 되었다.

11월이 되면서 전 세계적으로 또다시 대유행이 시작되었다. 소위 제2의 파도가 시작된 것이다. 영국이나 독일에서는 다시 한 번 봉쇄조치가 시작되었다. 우리나라도 8월 이후 증가한 유행을 완전히 잠재우지 못하고 재차 파도가 높아지고 있다. 사회적 거리두기 단계를 다시 강화해야 한다고 하고 있고, 지역별로 이미 강화한 곳도 있다.

한 가지 분명한 사실은 2월부터 시작된 코로나 대응이 10개월에 이르고 있는데 뭔가 정교하지 못한 면이 여전히 존재한다는 사실이다. 방역이나 코로나환자 진료에 헌신하는 사람들은 여전히 헌신만을 강요받고 있다. 방역당국이나 검역 관계자, 지역 보건소, 선별진료 담당자가 그렇고 지역별 의료원의 의료진들이 그렇다. 상급종합병원 및 감염병전담병원의 의료진도 마찬가지다. 병사들이 전투에 지치고 힘들어 하는데 후방 예비군이 없어 교대를 해주지 못하고 있다. 수고하는 분에 대해 '덕분에 챌린지'로 화답을 하고 있지만 여전히 그 일은 그들의 몫이다. 정부는 지역 소상공인과 자영업자 그리고 국민들의 경제적 어려움에 대응하여 두 차례 재난지원금을 지급했지만 힘든 사람은 점점 더 힘들다. 초중고생 아이들의 올 한 해 교육은 완전 망쳤다. 친구도 사귈 수 없었고 선생님과도 즐겁게 인사를 나누지 못했다. 대학생들도 마찬가지다. 그렇지만 아직 포스트 코로나 시대에 걸맞은 적절한 교육 방법을 찾지 못한 상태이다. 학교도 교사들도 제대로 준비가 되어 있지 못하다. 어른도 힘든데 아이들은 얼마나 힘들었을까?

대학 교수로 일하다 보니 논문을 보는 일이 많다. 초기부터 아쉬웠던 것은 K-방역에 성공하긴 했지만 데이터 사이언스에는 실패했다는 점이다. 우리나라의 성공적인 경험을 잘 정리해서 국제 학술지에 발표하는 데 미숙했다. 사실 지금도 그렇다. 매일매일 몇 명의 환자가 새로 발생하고, 몇 명이 회복했고, 안타깝지만 몇 명이 사망하여 치명률이 얼마나 되는지는 뉴스나 문자메시지 등을 통해 너무나 생생하게 접하고 있다. 과도한 불안감을 조성할 정도이다. 초기에는 과도한 정보공개로 인권침해 논란도 있었다. 하지만 누가 중증 코로나로 발전하고 사망에 이를 수 있는지 구체적으로 알려주지는 못하고 있다. 70~80대 어르신들이 치명률이 높다는 정보만 제공하면서 지나치게 사회활동을 제한하고 우울증에 시달리게 만들었다. 반대로 젊은이들은 치명률이 낮다는 이유로 정부의 방역조치에 안이하게 대응하면서 전염의 경로가 되기도 하고 있다.

병원에 있는 의사이다 보니 더 관심을 갖는 부분이지만, 코로나에 대응하면서 비코로나 환자들이 적절한 치료를 받지 못하고 병이 악화되거나 급기야 사망에 이르는 일도 없지 않아 생길 것으로 추정한다. 소위 초과사망이다. 외국에서는 경제적으로 어려워지면서 우울증이 생기고 결국에는 자살률이 증가할 것으로 뉴스가 나오는데 우리나라에서는 그런 분석도 잘 나오지 않는다. 굳이 긍정적인 면을 찾자면 코로나에 대응하느라 감염예방 생활수칙을 잘 지키면서 기타 감염병이 줄고 있다는 점 정도일까.

이 책을 통해 그동안 우리가 코로나 상황에 어떻게 살아왔는지, 앞으로 어떻게 또 극복해 나갈 것인지 생각해 보는 계기가 되길 희망한다. 이제 백신이 곧 우리 앞에 다가올 것 같다. 과도한 걱정도 하지 않았으면 좋겠지만, 또한 너무 무관심하지도 않기를 바란다. 지금까지 해왔던 것과 같이 앞으로도 잘 이겨내기를 바라고 믿는다.

차례

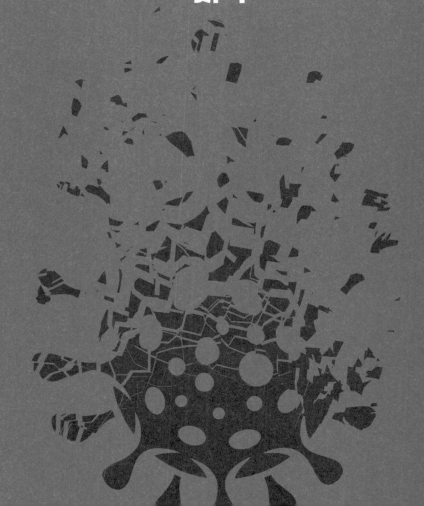

1

코로나바이러스의
시작

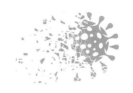

2020년, 세계는 코로나바이러스라는 악몽으로 시작되었다. 끔찍한 소식들이 맨 처음 중국에서 날아왔고, 다음은 이탈리아에서, 그리고 세계 여러 나라에서 날아왔다.

사망자가 얼마나 많이 발생할 것인가에 대한 예측과 함께 심리적 공황으로 인한 사재기 현상, 그리고 텅 빈 슈퍼마켓 진열대의 사진들이 보도되기 시작했다. 미디어에서는 아침, 점심, 그리고 밤 할 것 없이 몇 주 내내 코로나 소식만 보여주었다.

가혹한 격리조치가 전 세계에서 이뤄졌다. 텅 빈 거리, 텅 빈 도시, 텅 빈 해변 같은 장면들은 마치 영화 속의 초현실적 세계를 바라보는 느낌이었을 것이다.

시민의 권리는 제2차 세계대전이 끝난 직후처럼 제한되었다.

폐쇄적인 사회생활과 경제의 붕괴는 대부분 불가피한 것으로 받아들여졌다.

국가가 이런 봉쇄조치를 정당화할 수 있을 만큼 무서운 위험이 닥쳤던 것일까?

이 조치를 통해 얻을 수 있는 이득과 피해를 적절히 저울질했을까?

현재 글로벌 백신 프로그램을 개발하려는 계획은 현실적이고 과학적인 걸까?

원래 이 책은 독일 국민을 위해 쓴 것이고, 이 번역본 역시 독일 이야기에 편중되어 있다. 그러나 세계는 유사한 방식으로 발전해 왔기 때문에, 기본적인 주장은 일관된 맥락을 유지할 수 있다고 본다. 우리는 면역 문제와 바이러스백신 개발의 필요성에 대한 새로운 문제 제기를 위해 지역에서 벌어진 일들에 대표성을 부여했다.

이 책의 목적은 사실과 관련된 정보를 제공함으로써 독자들 스스로 결론에 도달할 수 있도록 하는 것이다. 이 책에서 설명하는 내용은 독자들의 정밀한 탐색을 위해 저자들이 제출한 의견으로 받아들여주기를 바란다.

비판과 반대의견은 언제든 환영이다. 과학적인 토론에서 증명해야 할 테제는 안티테제를 불러오고, 최종적으로는 합에 이르면서 잠재적 불일치를 해결하고 인류의 이익을 증진하는 데 기여하기 때문이다.

모든 독자들이 우리의 관점을 공유하기를 기대하지는 않는다. 그러나 우리는 심각한 곤경에 처한 세계의 모든 시민에게 도움이 되도록, 깊이 있는 논의를 공개적으로 촉발하고자 한다.

모든 것은 어떻게 시작되었는가?

2019년 12월, 약 천만 명의 주민이 거주하는 중국 도시 우한武漢에서 호흡기질환 환자가 대규모로 발생했다. 이 환자들은 나중에 SARS-CoV-2라는 이름이 붙여진 신종 코로나바이러스에 감염된 것으로 밝혀졌다. SARS-CoV-2에 의한 호흡기질환은 COVID-19로 명명되었다. 2020년 1월 중국에서 유행한 감염병은 전 세계로 급속히 퍼져나갔다.

코로나바이러스: 기본 개념

코로나바이러스는 전 세계적으로 인간을 포함한 동물과 공존하며, 유전적 돌연변이를 계속 일으켜 수많은 변종을 만들고 있다.

'정상'인 코로나바이러스는 호흡기감염의 10~20%를 일으키며, 일반적인 감기 증상이 나타난다. 감염된 많은 사람들에게는 증상이 없다. 증상이 있는 경우에도 가래 없는 잔기침과 같은 가벼운 증상을 경험하는 이들이 있거나 열과 관절 통증을 일으키기도 한다.

중증은 주로 노인에게서 발생하며, 특히 심장과 폐 질환을 앓는 환자는 치명적인 경로를 밟을 수 있다. 따라서 '무해한' 코로나바이러스라고 해도 요양원에서 퍼지면 8%의 치사율을 보일 수 있다. 임상적 중요성이 낮으므로 코로나바이러스 감염을 진단하기 위한 비싼 검사가 거의 수행되지 않았으며, 항바이러스제 개발을 위한 우선순위에서도 밀려나 있었고, 백신 개발도 진지한 논의의 대상이 되지 않았다.

그동안 코로나바이러스 중 단 두 변종만이 세계 언론의 헤드라인을 차지했다.

그 하나가 2003년에 유행한 사스 바이러스(공식명 SARS-CoV)이다. 이 변종은 치사율이 약 10%인 심각한 호흡기질환을 유발했다. 다행히 이 바이러스는 전염성이 높지 않은 것으로 밝혀졌고, 기존의 격리 조치 때문에 확산이 억제될 수 있었다. 전 세계에서 사망자로 등록된 이는 774명에 불과했다.

그러나 감당할 수 있는 이러한 위험 정도에도 불구하고, 사스에 대한 공포는 세계적으로 400억 달러의 경제적 손실을 끼쳤다. 코로나바이러스는 그 뒤 사람들의 관심에서 사라졌다가 2012년 중동에서 새로운 변종인 MERS-CoV가 출현하여 치사율이 30%를 넘는 위협적인 질병을 일으켰다. 그러나 그때도 역시 바이러스의 전염성이 낮았기 때문에 감염병을 빠르게 통제할 수 있었다.

중국: 위협의 출현

중국에서 새로운 코로나바이러스가 나타났다는 소식이 전해졌을 때 가장 긴급한 질문은 '정상적인' 코로나바이러스처럼 해가 적을 것인가? 아니면 사스와 비슷한 정도로 위험한 것인가? 아니면 더 심각한 것, 즉 매우 위험하면서도 전염성도 강한 것인가? 하는 것이었다.

중국발 첫 보도와 불안한 장면들은 최악의 사태를 우려케 했다. 바이러스는 빠른 속도로 퍼졌고 치명적인 능력을 갖추고 있음이 분명했다.

중국은 과감한 조치를 단행했다. 우한과 다른 다섯 도시를 군대로 포위하고 외부 세계로부터 완전히 고립시켰다.

감염병 유행이 끝났을 때, 공식 통계에 따르면 약 8만 3천 명의 감염자와 5천 명 미만의 사망자가 발생했는데, 이것은 14억 명의 국민이 사는 나라에서는 극히 적은 숫자였다. 봉쇄조치가 효과가 있었거나 새로운 바이러스가 그렇게 위험하지 않거나 둘 중 한 가지 이유였다. 어쨌든 중국은 우리가 어떻게 SARS-CoV-2를 극복할 수 있는지에 대한 훌륭한 본보기가 되었다.

그때 이탈리아 북부에서 더 충격적인 소식이 들려왔다. 바이러스는 재빨리 공격했고, 그 여파로 수많은 이들이 사망했다. 언론 보도는 이 상황을 '전시 상황'에 비유했다. 하지만 이탈리아의 다른 지역과 다른 나라들 대부분에서는 COVID-19의 '치사율'이 상당히 낮았다는 사실이 보도되지 않았다.

같은 바이러스의 고유한 치사율이 나라와 지역에 따라 서로 다를 수 있을까? 그럴 가능성은 별로 없어 보였다.

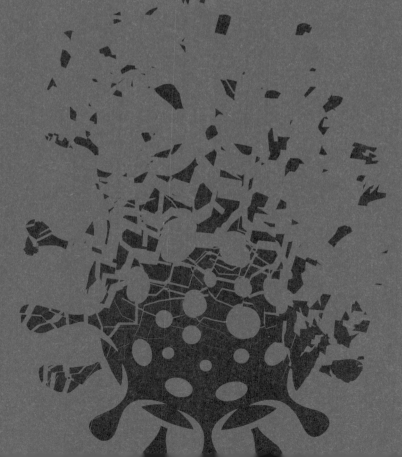

2

새로운 '킬러' 바이러스는 얼마나 위험한가?

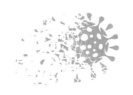

기존 코로나바이러스와의 비교

바이러스가 초래한 진정한 위협을 측정하는 것은 처음에는 불가능했다. 처음부터 언론과 정치인들은 자료수집의 근본적인 결함, 특히 세계보건기구WHO가 내린 의학적으로 잘못된 정의를 바탕으로 오해의 소지가 있는 왜곡된 그림을 퍼뜨렸다. 실험실 검사에서 바이러스가 양성이 나오면 임상 양상과 무관하게 COVID-19 사례로 보고되어야 했다.

WHO의 정의는 감염학의 첫 번째 규칙을 위반한 용서할 수 없는 것이었다. 첫 번째 규칙은 '감염'(숙주 내 병원체의 침입과 증식)과 '감염성 질병'(감염으로 수반되는 질병)을 구별해야 하는 필요성이다. COVID-19는 감염자의 약 10%에서만 발생하는 중증 질환에 대한 명칭이지만, 명칭이 잘못 지칭되어 '사례'가 급증했다. 그리고 이 바이러스는 세계에 대한 실존적 위협 목록의 최상위에 올랐다.

또 다른 심각한 실수는 바이러스에 양성반응을 보인 모든 사망자가 코로나바이러스 피해자로 공식 기록에 들어간 것이다. 이 보고 방법은 국제 의료지침을 위반한 것이다. 암으로 사망한 환자에게 COVID-19를 사망 원인으로 판정하는 불합리함은 말할 나위도 없다. 상관관계가 인과관계를 의미하는 것은 아니다. 이것은 세계를 대재앙으로 몰고 가고자 하는 인과적 오류였다. 바이러스를 둘러싼 진실은 소문, 신화 및 신념이 뒤엉킨 채로 덮여 있었다.

3월 19일에 발표된 프랑스 연구는 어둠 속에서 첫 번째 빛을 밝혀주었다. 호흡기질환 환자 약 8천 명을 대상으로 한두 개의 코호트는 매일 코로나바이러스 또는 SARS-CoV-2를 소지하고 있는지에 따라 그룹화되었다. 2개월에 걸쳐 각 그룹의 사망 여부가 등록되었다. 다만 사망자의 수는 두 그룹에서 크게 다르지 않았고, 'COVID-19'의 위험은 아마도 과대평가되었을 것이라는 결론이 뒤따랐다. 후속 연구에서 같은 팀은 프랑스 남동부의 2018/2019년과 2019/2020년(제47주부터 제14주)의 추운 달 동안 호흡기바이러스 진단과 관련된 사망률을 비교했다. 전체적으로는 2019/2020년 입원 환자 중 호흡기바이러스 관련 사망 비율이 전년보다 크게 높아지지 않았다. 따라서 바이러스 병원균의 스펙트럼에 SARS-CoV-2를 추가한 것은 호흡기질환 환자의 전체 사망률에 영향을 미치지 않았다.

사망률에 관하여

앞서 언급한 내용이 COVID-19의 무시무시한 사망자 수에 대한 공식 보고서와 어떻게 조화를 이룰 수 있을까? 바이러스의 위험을 평가하려면 감염의 수와 사망자 수라는 두 가지를 알아야 한다.

얼마나 많은 사람이 새로운 바이러스에 감염되었는가?

이 질문에 답하려는 시도는 다음과 같은 세 가지 문제에 봉착했다.

바이러스 검출 검사의 신뢰도는 어느 정도였는가?

이 바이러스는 약 2주 동안 비인두에서 존재하며, 이 기간에 바이러스를 검출할 수 있다. 이것을 어떻게 처리하나? 바이러스 RNA는 DNA로 전사되어 이른바 중합효소연쇄반응^{PCR}에 의해 정량화된다. 새로운 코로나바이러스에 대한 첫 번째 분석은 베를린 샤리테대학^{Charité Berlin}에 있는 바이러스학연구소^{Institute for Virology} 소장인 크리스티안 드로스텐^{Christian Drosten} 교수의 지도로 개발되었다. 이 검사는 유행 초기 몇 달 동안 전 세계적으로 사용되었다. 뒤이어 다른 실험실의 검사법이 나왔다.

PCR 진단법은 일반적으로 엄격한 품질 평가를 받아야 하며 사용하기 전에 규제 기관의 승인을 받아야 한다. 어떤 실험실 검사도 100% 정확한 결과를 제공할 수 없으므로 이것은 중요하다. SARS-CoV-2의 경우 국제적으로 긴급하다고 선언되었기 때문에 품질 관리 요건에 대한 심의가 보류될 수밖에 없었다. 결과적으로 시험 신뢰도, 특이도 및 민감도와 관련하여 실제로 알려진 것이 없었다. 이러한 변수들을 통해 얼마나 많은 위양성 또는 위음성 결과가 예상되는지 보여주는 핵심이다. 드로스텐 교수 실험실의 검사 프로토콜이 전 세계적으로 사용되었고, 검사 결과는 정치적 의사결정에 중요한 역할을 했다. 그러나, 데이터 해석은 종종 신뢰도의 문제와 연결된다.

드로스텐 교수 자신이 트위터에서 한 말은?

> **당연하다:** 질병이 치료될 무렵에 PCR은 때때로 양성 또는 음성으로 나온다. 여기에 우연이 작용한다. 환자가 두 번의 검사에서 음성이 나와 완치된 것으로 여기고 퇴원한 뒤 집에서 다시 검사해보면 양성으로 나올 가능성이 있다. 그러나 이것은 아직 재감염과는 거리가 멀다.

몇몇 동료 의사들은 입원 기간에 반복적으로 검사를 받은 환자에게서 이와 유사한 우연의 결과(양성과 음성의 반복)가 나타나는 경우가 있음을 알려왔다. 탄자니아에서 염소와 파파야가 바이러스에 양성반응을 보인 것이 특별히 놀랄 일인가? 검사 장비의 신뢰성에 대한 탄자니아 대통령의 비판은 물론 WHO에 의해 즉각 기각되었다.

그러므로 코로나 검사 결과 역시 다른 PCR과 마찬가지로 오류가 발생하기 쉽다는 것은 명백하다. 다만 얼마나 그렇게 되는지, 그리고 현재 이용할 수 있는 검사법 사이에 어느 정도로 유의미한 차이가 있는지 등은 자료가 부족하므로 판단할 수 없다.

일단 PCR 검사가 믿을 수 없을 정도로 훌륭하고 99.5%의 정확한 결과를 낸다고 가정해 보자. 이것은 사실 예외적인 일이지만, 단지 0.5%의 위양성을 예측할 수 있다는 것을 의미한다. 이제 유람선 '마인 쉬프 3호'에 올라타 보자. 선원 한 명이 바이러스에 양성반응을 보인 뒤 73개국에서 온, 약 2,900명의 사람이 '선박 격리'를 당했다. 9개월 동안 배를 같이 타고 있던 사람이 많았다. '죄수 같은' 상태에 대한 불만이 외부로 확산했고, 심리적인 문제가 수없이 발생했으며 모두 과민해졌다.

배에 탄 사람들의 검사가 완료된 후 9건의 양성 사례가 보고되었다. 양성반응이 나타난 한 사람은 기침을 했고, 나머지 여덟 명은 증상이 없었다.

그 여덟 명이 맨 처음 사례에서 그랬던 것처럼 0.5%의 위양성 환자에 속했을까? 이론적으로 분명 존재했을 진짜 양성은 어디에 있

을까? 그들이 반대로 위음성으로 검사 결과가 나왔거나 아니면 양
성 결과가 모두 거짓이었던 것일까?

결과가 잘못되었다는 맥락에서, 우리는 다음 사항을 고려해야
한다. 감염병이 잠잠해졌을 때(독일에서는 4월 중순) 위양성 결과의 '배
경 잡음', 즉 시스템 상의 요인들 때문에 데이터에 생기는 오류를 꽤
많은 새로운 사례로 집계한 것이다. 따라서 PCR 검사는 잘못된 정
보를 주는 위험한 원천으로 간주할 수 있다. 지난 4월 7일부터 4월
21일까지 샤리테 베를린병원(유럽 최대 대학병원 중 하나) 직원 7,500명
전원을 대상으로 검사한 결과 0.33%가 양성반응을 보였다. 이것은
과연 진실일까 거짓일까?

검사 결과가 양성인 비율이 일정 한계 이하로 떨어졌을 때, 무증
상 개인을 대상으로 대규모 바이러스 검사를 계속하는 것은 무의미
한 일이다. 또한 이런 상황에서 얻은 숫자를 근거로 어떠한 조치가
시행되는 것을 용인해서도 안 된다.

선택적일까, 대표적일까? 누가 검사를 받았는가?

눈에 잘 띄지 않으면서 많은 사람을 감염시키는 병원체에 의한
감염병이 유행할 때 얼마나 많은 사람이 감염되는지 추정할 방법은
오직 한 가지뿐이다: 감염병 발생 현장에서 가능한 한 광범위한 인
구집단을 대상으로 검사를 하는 것이다. 그러나 코로나바이러스 유

행에서 이러한 검사 방식을 요구했던 과학자들은 무시되었다.

그 대신, 독일 연방정부 기관이자 질병통제연구소인 로버트코흐연구소^{RKI}는 초기에 선택적 검사만 해야 한다고 규정했다. 정말로 해야 했던 것과 정반대의 일을 한 것이다. 그리고 감염병의 유행이 진행됨에 따라 로버트코흐연구소는 검사전략을 단계적으로 변경했는데, 계속해서 완전히 잘못된 방향으로 나아갔다.

처음에는 고위험 지역에 있거나 감염자와 접촉한 뒤 독감과 같은 증상을 보인 사람만이 검사 대상자가 되었다. 3월 말에 로버트코흐연구소는 권장 검사 기준을 독감 증상이 있으면서 동시에 감염자와의 접촉이 있는 경우로 변경했다. 5월 초에는 로버트코흐연구소 소장인 로타 빌러$^{Lothar\ Wieler}$ 교수는 '작은 증상'이라도 있는 사람들은 모두 검사해야 한다고 발표했다.

이렇게 모호한 결정을 행동으로 옮기는 책임은 전적으로 지역 보건소의 손에 달려 있었다. 우리 연구소의 동료가 대표적 사례이다: 그녀의 핸드볼 팀 코치가 코로나바이러스 양성 판정을 받았다. 각기 다른 행정 구역에 살고 있는 팀원들은 14일 동안 격리된 후 집으로 보내졌다. 팀원 하나는 기침과 쉰 목소리 증상을 보여 검사를 받기를 원했지만 열이 없다는 이유로 거절당했다. 이웃 지역에 사는 팀원은 아무런 증상이 없었지만, 그럼에도 지역 보건소는 검사를 받도록 지시했다.

형편없이 무능한 보건 당국으로 인해 큰 혼란이 초래되었다. 시급히 필요했던 것은 바이러스 전파와 관련된 기본적인 문제들을 명확히 하기 위한 과학적 연구였다. 유행하는 지역에서 가능한 한 많은 수의 검사를 해야 했다. 검사에서 양성반응이 나온 환자의 항체 반응은 이후에 평가해도 되는 일이었다.

독일에서는 이러한 문제를 다룬 연구가 단 하나 수행되었다: 본 대학 바이러스학 연구소장인 헨드릭 스트릭Hendrik Streeck 교수에 의해 행해진 아인스버그 조사Heinsberg investigation이다. 중요성이 인정된 예비 자료를 기자 회견에서 제시했는데, 그 자리에서 스트릭 교수는 언론의 불신에 시달려야 했다. 공신력 있는 전문가와 세계보건기구가 확립된 사실로 전달한 것보다 치사율이 10배나 낮았기 때문에 터무니없는 결과라는 조롱을 들었다. 연구가 완료된 뒤 나온 최종 결과는 기본적으로 예비 자료의 결과를 재확인하는 것이었다. 다시 한 번 언론은 이 연구가 결함이 있고 결론이 확실하지 않다고 주장했다. 그러나 결과는 연구 그대로를 보여준 것이었고, 공포를 불러일으키는 선동적 언론과는 상반된 것이었다.

실시된 검사 건수는 감염 통계에 직접 영향을 미친다

세 번째 요인이 통계적 혼란에 추가되었다. 여러분이 넓은 호수 지역에 있는 철새의 수를 세고 싶다고 상상해 보라. 수십만 마리가 있지만, 당신의 계산기는 하루에 5천 개밖에 셀 수 없다. 다음날 동료에게 도움을 요청하고, 둘이서 1만 개에 도달한다. 그다음 날 동료 2명이 더 합류해 2만 마리의 새를 헤아린다. 간단히 말해서, SARS-CoV-2와 같이 미확인 사례가 수없이 많을 때, 검사 능력과 검사 건수가 많을수록 그 수는 더 많아진다. 감염병이 유행할 때는 검사 건수가 많을수록 더 많은 COVID-19 환자가 발견되는 것이다. 이것이 바로 '실험실에서 만들어낸 감염병 팬데믹'의 본질이다.

이 검사에는 100% 특이성도, 100% 민감성도 없음을 상기하라. 그것은 나무를 철새로 착각할 수도 있음을 의미한다. 새들이 오래전에 모두 이동했다 하더라도 검사를 충분히 여러 번 실시하면 새를 많이 '찾아낼' 수 있다는 것이다.

결론적으로, 이 나라에서 감염병이 유행했던 모든 단계에서 신뢰할 수 있는 실제 감염자 수의 데이터는 존재하지 않았다. 유행이 최고조에 달했을 때 공식적인 통계 수치는 심각하게 과소평가되었을 것이다. 아마도 10배 이상. 독일에서 4월 말 유행이 감소하였을 때 그 수치는 또한 엄청나게 과대평가되었을 것이다.

어떤 단계에서든 공식적인 숫자에 근거한 정치적 결정은 오류였다.

SARS-CoV-2 감염으로 인한 사망은 얼마나 많은가?

여기서 다시 우리는 어떻게 정의를 내릴 것인지 딜레마에 부딪힌

다: '코로나바이러스 사망'이란 무엇인가?

만약 내가 병원에 가서 검사를 받고 운전해서 돌아오다가 치명적인 자동차 사고를 당했는데, 검사 결과에서 코로나 양성판정이 나왔다면, 나는 코로나바이러스 사망자가 된다. 만약 내가 코로나바이러스 양성판정을 받고 충격을 못 이겨 발코니에서 뛰어내리면, 이것도 역시 코로나바이러스 사망이 된다. 갑작스러운 뇌졸중 등도 마찬가지다. 로버트코흐연구소 뷜러 소장이 공개적으로 밝힌 대로 사망당시 양성반응이 나온 모든 개인은 코로나 통계로 잡힌다.

독일 최북단 슐레스비히홀슈타인Schleswig-Holstein 주의 첫 '코로나바이러스 사망'은 완화 병동에서 발생했다. 그곳에서는 어떤 말기 식도암 환자가 죽음을 준비하면서 안식을 찾고 있었다. 사망 직전 그는 코로나 검사를 받았고, 죽은 뒤에 코로나 양성으로 판정받았다. 그는 라이노바이러스, 아데노바이러스, 인플루엔자바이러스와 같은 다른 바이러스에도 양성반응을 보였을지 모른다.

이 특별한 경우에서는 실제 사인을 판단하기 위한 더 이상의 검사나 사후 검시가 필요하지 않았다.

그러나 새로운 감염병이, 게다가 자칫 위험할 수 있는 감염병이 출현함에 따라 실제 사망 원인을 명확히 밝히기 위해 의심스러운 경우 부검을 해야 한다. 오직 한 명의 병리학자만이 독일에서 이 임무를 수행하는 위험을 무릅썼다. 로버트코흐연구소의 구체적인 조언에 반하여 함부르크대학교 법의학연구소장인 클라우스 퓌셸Klaus

Püschel 교수는 모든 '코로나바이러스 피해자'에 대해 부검을 시행했고, 아무도 건강하지 않았다는 사실을 발견했다. 대부분은 이미 존재하는 몇 가지 질환을 앓고 있었다. 두 명 중 한 명은 관상동맥질환을 앓고 있었다. 그 밖의 많은 질환으로는 고혈압, 죽상동맥경화증, 비만, 당뇨병, 암, 폐 및 신장병, 간경화증 등이 있었다.

다른 곳에서도 같은 결과가 나타났다. 스위스의 병리학자 알렉산더 찬코프Alexander Tzankov 교수는 많은 희생자가 고혈압을 앓았고, 대부분은 과체중이었으며, 3분의 2는 심장질환을 앓고 있었고, 3분의 1은 당뇨병을 앓고 있었다고 보고했다. 이탈리아 보건부는 COVID-19 병원 사망자의 96%가 적어도 한 가지 이상 심각한 기저질환이 있는 환자였다고 보고했다. 거의 50%가 3개 이상의 기저질환이 있었다.

흥미롭게도, 퓌셸 교수는 3명 중 한 명꼴로 폐색전증을 발견했다. 폐색전증은 대개 다리의 심부정맥에 있는 혈전이 떨어져 나와 폐로 휩쓸려 들어가면서 발생한다. 혈전은 일반적으로 다리에서 혈류가 줄어들 때 형성되는데, 노인들이 활동하지 않고 앉아서 하루를 보낼 때 생긴다. 폐색전증의 높은 빈도는 이미 50년 전 사망한 독감 환자들에게서 보고된 바 있다. 따라서 우리는 SARS-CoV-2의 위협을 고조시키는 고유의 속성을 발견하기 직전에 있는 것이 아니라, 노인들이 자신을 보호하기 위해 전 세계에서 들려오는 "집에 머물러라"는 구호를 따르는 어리석은 상황을 목격하고 있다. 신체적 비활동은 이미 정해진 것이고 혈전증도 거기에 속한단 말인가? 스웨덴의 면역학자 요한 기제케Johann Giesecke 교수는 정반대로 권고했다: 가능한 한 더 많이 신선한 공기를 쐬고 신체활동을 하도록 권했다. 그는 자신이 해야 할 일을 알고 있는 것이다!

함부르크 외곽의 진짜 COVID-19 사망자 수는 알려지지 않았다. 다른 나라들도 상황은 좋지 않았다.

이탈리아 보건부의 고문인 월터 리카르디Walter Riccardi 교수는 지난 3월 〈더 텔레그라프〉The Telegraph 와의 인터뷰에서 이탈리아인 '코로나바이러스 사망'의 88%가 바이러스 때문이 아니라고 밝혔다.

코로나바이러스 사망자 집계의 문제는 그 수치가 심각하게 과대평가되는 것이다. 벨기에에서는 COVID-19 양성반응을 보인 사망자뿐 아니라 COVID-19로 의심되는 사망자도 코로나 대열에 포함시켰다.

독일 로버트코흐연구소의 의제는 과학적 역량에 의해 통제되는 것처럼 보이지 않았다. 다행히 대조적 입장으로 눈에 띄는 과학자들이 있다.

스탠포드대학교 존 이오아니디스John Ioannidis 교수는 우리 시대의 저명한 면역학자 중 한 명이다. 유럽에서 감염병이 막바지에 이른 것이 확실해질 무렵, 그는 공식 보고된 '코로나바이러스 사망자'의 수가 COVID-19로 사망할 절대적인 위험을 계산하는 데 사용되는 방법을 보여주었다.

독일에서 65세 미만인 사람이 COVID-19로 인해 사망할 위험은 매일 24km를 운전할 때 사망할 위험 수준이었다. 독일의 80세 이상 (맨 오른쪽 구간) 노인은 1만 명당 10명의 '코로나바이러스 사망자'가 있을 정도로 위험성이 낮았다.

이 숫자의 계산은 간단하다. 독일에는 80세 이상 시민이 약 850만 명 살고 있다. 이 연령대의 '코로나바이러스 사망자'는 약 8,500명으로 기록되어 있다. 이것은 80세 이상 노인 1만 명당 10명이 코로나바이러스 사망의 절대 위험에 이른다는 것을 의미한다. 매년 80세 이상 노인 1만 명 중 약 1,200명이 독일에서 사망한다는 사실을 상기해 보자.(연방통계청 자료)

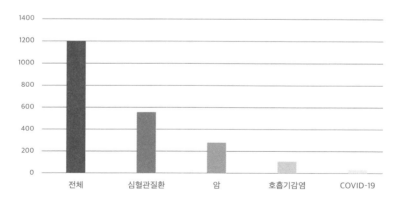

독일에서 80세 이상 성인 1만 명당 사망자수

사인 중 거의 절반은 심혈관질환이고, 3분의 1은 암, 10%(100명 이상)는 호흡기감염이다. 호흡기감염은 항상 코로나바이러스 계열을 포함한 다수의 병원균에 의해 발생했다. 이제 호흡기감염으로 사망에 이르게 하는 새로운 '회원'이 합류한 것은 분명하지만, SARS-CoV-2가 '킬러 바이러스'라는 특별한 역할을 부여받을 수는 없다.

이것은 또 다른 관찰에서 강조된다. 중증 호흡기감염은 인플루엔자 감시의 맥락에서 로버트코흐연구소에서 기록한다. 수직선은 SARS-CoV-2 감염을 문서화하기 시작한 시간을 나타낸다.

호흡기감염의 증가 징후가 있었는가? 아니다. 2019/2020년 겨울철 정점에 이어 계절에 따른 전형적 쇠퇴가 이어지고 있다. 그리고

인플루엔자의사환자분율(ILI)

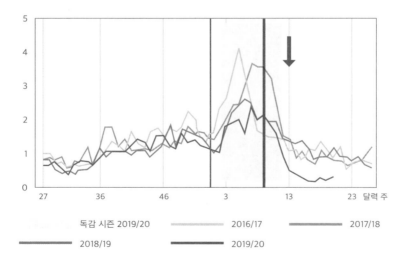

봉쇄조치(파란색 화살표)는 곡선이 거의 기저 수준에 도달했을 때 실시되었다.

인플루엔자 바이러스와 새로운 코로나바이러스와의 비교

WHO는 COVID-19 바이러스가 훨씬 더 전염성이 강하고, 감염되면 매우 심각한 경과로 진행될 수 있으며, 백신이나 치료제가 없다고 전 세계에 경고했다.

WHO는 바이러스성 질병에 정말로 효과가 있는 의약품은 거의 존재하지 않으며 계절성 독감에 대한 예방접종이 효과적이지 않거나 심지어 역효과를 가져오는 것으로 인식이 점점 변하고 있다는 설명을 하지 않았다. 게다가 WHO는 바이러스 간 유효한 비교를 실행하기 전에 먼저 해결해야 할 두 가지 사항을 무시했다.

인플루엔자와 비교해 얼마나 많은 사람이 COVID-19로 사망하는가?

WHO는 COVID-19 환자의 3~4%가 사망할 것이라고 주장했는데, 이는 연간 독감 치사율을 훨씬 웃도는 수치였다.

이것은 면밀한 조사가 수반되어야 할 매우 중요한 사항이다. 인플루엔자 바이러스는 마치 파도와 같은 형태로 인구집단을 통과한다. 어떤 해에 파도는 미미할 수 있고, 다른 해에는 높을 수 있다. 독일의 일반적인 독감 시즌에는 치사율이 0.1%에서 0.2%로, 수백 명이 사망하는 것으로 해석된다. 이와는 대조적으로, 1995/1996 시즌에는 독감 관련 사망자가 약 30,000명이었고, 2002/2003년과 2004/2005년에는 약 1만 5천 명이었다.

로버트코흐연구소는 2017/2018년 마지막 독감 유행이 25,000명의 목숨을 앗아간 것으로 추정하고 있다. 환자 발생이 33만 명으로 보고되었으므로, 치사율은 8%에 이를 것이다. 그러나 예년과 마찬가지로 독일은 특별한 조치를 취하지 않고 이 감염병을 극복했다.

WHO는 매년 29만~65만 명의 독감 사망자가 발생하는 것으로 추산하고 있다.

이제 COVID-19로 돌아가 보자. 5월에 로버트코흐연구소는 코로나바이러스에 17만 명이 감염되었고, 사망자는 7,000명에 이르러 치사율이 4%라고 추산했다. 이 수치는 WHO가 예측한 치사율과 같다! 결론: COVID-19는 정말로 계절 독감보다 10배 더 위험하다.

그러나 대부분의 경증 및 무증상 환자를 찾아내고 추적하지 못했기 때문에 감염 건수는 최소 10배 이상 많았을 것이다. 그렇다면 우리는 0.4%의 훨씬 더 현실적인 치사율에 이르게 된다. 또한 많은 환자가 혹은 환자 대부분이 코로나바이러스 이외의 원인으로 사망했다고 본다면 '진정한' COVID-19 사망자의 수는 더 적을 것이다.

　수치를 더 수정하면 0.1%~0.3%의 대략적인 추정치를 얻을 수 있는데, 이는 중등도 위험의 독감$^{moderate\ flu}$에 해당한다. 이는 하인즈베르크^{Heinsberg} 연구 자료를 바탕으로 0.24%~0.26%의 추정치를 얻은 스트릭 교수의 결과와 잘 맞아떨어진다. 코로나 양성판정을 받은 뒤 사망한 사람의 평균 연령은 81세 안팎이었다.

　COVID-19가 계절성 독감과 비슷하다는 결론은 다른 나라의 많은 연구자들도 마찬가지였다. 이오아니디스는 여러 연구를 분석해서 국지적 요인과 통계적 방법론에 따라 감염 치사율의 중앙값이 0.27%로 나타났다는 결론을 내렸다.

　비슷한 결론에 도달한 다른 연구자도 많다. 지금까지의 모든 연구는 SARS-CoV-2가 진짜 '킬러 바이러스'가 아님을 분명히 보여준다.

독감과 COVID-19: 누가 취약한가?

　인플루엔자 바이러스는 주로 60세 이상 성인에게 위험하지만 때로는 젊은 사람들에게 치명적인 감염을 일으킬 수도 있다.

　이 바이러스의 두드러진 특징은 증식하고 방출된 뒤 감염된 숙주세포가 자살하도록 유도한다는 것이다. 이것은 박테리아의 중복

감염에 취약해지는 주요 요인이며, 스페인독감이 유행할 때의 주된 사망 원인이었다.

대조적으로, 코로나바이러스는 본질에서 덜 파괴적이다. 환자들은 폐에 특징적인 변화를 보이지만 바이러스가 치명적인지 아닌지는 바이러스 자체보다는 환자의 전반적인 건강 상태가 더 좌우한다. 그러나 '완전히 건강한' 젊은이가 코로나바이러스에 감염되어 목숨을 잃은 사례가 언론에 보도되곤 한다. 그런 사람 대부분이 '완전히 건강했던' 것은 아니고, 고혈압, 당뇨병 또는 다른 질병으로 수년간 고통을 받았다는 사실이 나중에 밝혀진다.

깜짝 놀랄 만한 뉴스: 103세의 이탈리아 여성이 COVID-19에서 회복되었다. 사실, 그녀는 감염에서 문제없이 살아남은 유일한 할머니가 아니었다. 실제로 대부분 그러했다. 이 기록은 113세의 스페인 여성이 보유하고 있다.

독일 및 기타 국가에서 사망자의 평균 연령이 80세를 넘지만, 나이 자체가 결정적 기준은 아니다. 기존에 심각한 질병이 없는 노인들이라면 젊은 사람들보다 바이러스를 더 두려워할 필요가 없다. 우리가 퓌셜과 다른 많은 연구자의 보고를 통해 알고 있듯이, SARS-CoV-2는 낙타의 무릎을 꺾이게 하는 무거운 짐 위에 마지막으로 올려진 지푸라기(마지막 결정타)인 경우가 대부분이다.

이것은 가족과 사랑하는 사람을 잃은 이들에게는 슬픈 일이 분명하지만, 바이러스의 역할을 강조할 이유는 아니다. 우리는 매년 박테리아와 바이러스가 원인이 된 호흡기감염으로 수백만 명의 환자가 사망한다는 것을 잊어서는 안 된다.

진정한 사망 원인은 치명적인 일련의 사건을 유발한 질병이나 평소의 건강 상태라는 사실을 잊어서는 안 된다. 심각한 폐기종이나 말기 암을 앓고 있던 사람이라면 치명적인 폐렴에 걸리더라도 사인은 여전히 폐기종이나 암이다.

이 기본 규칙이 코로나바이러스 시대에는 간단히 무시되고 있다. 더 심각한 것은 – 일단 SARS–CoV–2 양성판정이 나면(위양성일지라도) – 그 사람은 책임 당국의 성향에 따라 평생 COVID–19 피해자로 표시될 수 있다는 것이다. 그리고 사망이 언제, 왜 발생했는지와 관계없이 COVID–19 사망 기록부에 이름이 올라간다. 따라서 코로나바이러스 사망자 수는 끊임없이 늘어날 것이다.

SARS–CoV–2는 여러 많은 장기 기관을 공격해서 장기적인 위해를 초래할 수 있기에 독감보다 훨씬 더 위험하다는 보고가 일반 대중의 두려움을 더욱 부채질하고 있다. 바이러스가 심장, 간, 신장 등에서 발견될 수 있다는 정보가 신문에 보도되고 간행물에 실리는 경우가 많다. 바이러스가 우리의 중추신경계로 가는 길을 찾았을지도 모르겠다!

기사의 제목들은 무시무시하다. 그러나 폐 이외의 장기에서

SARS-CoV-2에 대한 RT-PCR 양성 결과를 얻는 것은 놀라운 일이 아니다. 바이러스는 수용체를 통해 우리의 어느 세포에도 들어갈 수 있으며 그것은 폐 세포의 표면에만 있는 게 아니다.

그러나 결정적으로 중요한 두 가지 문제가 있다: 실제 바이러스의 양과 바이러스가 어떤 피해를 주는지에 관한 질문이다. 예상대로 SARS-CoV-2의 농도는 환자의 폐에서 가장 높은 것으로 나타났다. 다른 기관에서는 소량의 바이러스가 발견되었다. 그 정도라면 아마도 아무 관련이 없을 것이다. 반대되는 과학적 증거가 나올 때까지, 그러한 발견은 사소한 관찰 결과로 남겨져야 한다.

독감과 다른 점이 있는가? 아니다. 인플루엔자가 심장과 다른 장기에 영향을 미칠 수 있다는 것은 수년 전부터 알려져 왔다. 모든 호흡기 바이러스는 중추신경계로 가는 길을 찾을 수 있다. SARS-CoV-2도 기본적으로 마찬가지다. 때때로 환자들은 장기적인 증상에 시달릴 수 있다. 모든 바이러스성 질병에 적용되지만, 예외적인 경우이다. 규칙을 증명해주는 예외이다.

우리는 이 모든 것에서 무엇을 알 수 있나? COVID-19는 어떤 사람들을 아프게 하고, 소수의 사람에게는 치명적일 수 있고, 나머지 사람들에게는 아무 일도 일어나지 않는 질병이다. 매년 유행하는 독감처럼.

물론, 기저질환이 있는 노인에게 바이러스가 옮아가지 않도록 각별히 주의할 필요는 항상 있다. 몸이 좋지 않을 때는 할머니, 할아

버지를 방문하지 않는 게 좋고, 특히 그들이 심장질환이나 폐 질환을 앓고 있는 경우에는 더욱 조심해야 한다. 독감에 걸린 사람이라면 어쨌든 집에 머물러 있어야 할 것이다. 이제까지 모두 그렇게 해왔고, 앞으로도 계속 그렇게 해야 하는 일들이다.

SARS-CoV-2가 공공의 위험에 해당하지 않고, 감염이 증상 없이 진행되는 경우가 많다는 사실에는 한 가지 단점이 있을 수 있다. 증상이 없는 사람들도 전염성이 있고, 자신도 모르게 바이러스를 다른 사람들에게 전파할 수 있다는 것이다. 이와 같은 공포는 드로스텐 교수가 공동 집필해 널리 배포한 출판물에서 비롯됐으며, 그 속에는 중국 여성 사업가가 바이에른 방문 당시 자동차 공급업체 직원을 감염시켰으나 그녀 자신은 아무런 증상을 보이지 않았다는 내용이 실려 있다.

이 출판물은 전 세계에 큰 화제를 일으켰다. 건강한 개인에 의해 전염될 수 있는 치명적인 바이러스는 눈에 보이지 않는 재빠른 살인자와 유사하기 때문이다. 이러한 두려움은 입원 환자에 대한 방문 금지에서부터 의무적인 마스크 착용에 이르기까지 많은 극단적인 예방조치를 시행하게 한 배경이 되었다.

대중이 공황 상태에 빠지면서 매우 중요한 사실이 일반의 관심에서 벗어났다. 그 출판물의 주요 진술은 거짓으로 판명되었다. 중국 여성 사업가는 독일에 체류하는 동안 병을 앓았고 통증을 완화하고 열을 내리기 위해 약을 먹고 있었다는 사실이 추적조사에서 밝혀졌다. 출판물에서는 이 사실이 언급되지 않았다.

드로스텐연구소가 4월에 발표한 또 다른 연구도 국제적인 비난을 받았다. 그것은 질병을 전파하는 아이들의 역할에 관한 질문이었다. 드로스텐의 연구에 따르면, 무증상 아동은 어른들만큼 전염성이 있었다. 이 내용은 일반 대중에게 큰 관심을 불러일으켰고 정부의 후속 결정에 영향을 미쳤다. 사실, 아이들이 이 질병의 전파 매개체로서 중요한 역할을 한다는 연구는 존재하지 않는다.

고위험군을 보호하는 데 아무런 도움이 되지 않는 것으로 알려진, 학교나 탁아소를 폐쇄하는 것과 같은 완전히 무의미한 조치가 취해질 이유가 없었다. 그리고 사회생활과 경제를 벽에 부딪치게 할 이유가 전혀 없다.

독일 그리고 전 세계는 뭐가 잘못된 건가?

자, 이탈리아, 스페인, 영국, 그리고 심지어 뉴욕에서 온 국제 언론이 효과적으로 유포한 모든 사진은 수십만 명 혹은 어쩌면 수백만 명의 죽음에 대한 모델 예측과 함께 일반 대중들에게 명확한 확신을 심어주었다. SARS-CoV-2는 무조건 킬러 바이러스이어야만 했다!

이탈리아, 스페인, 영국, 미국의 상황

3월 말 이후 불어닥친 센세이션이 다음 센세이션을 넘어섰다. 이탈리아가 가장 많은 사망자를 냈고, 치사율은 우리를 심하게 놀라게 했다. 스페인은 (감염자 수에서) 이탈리아를 앞질렀고, 영국은 유럽의 슬픈 기록을 깼는데, 미국만이 그것을 넘어설 수 있었다. 언론은 기뻐하면서 사람들이 가능한 한 무서워할 소식을 퍼뜨렸다.

하지만 조금만 더 생각해 보자. 감염병의 영향은 병원체의 본질적 특성과 치명성뿐만 아니라, 토양이 얼마나 '비옥한'지에 따라 엄청나게 달라진다. 믿을 만한 수치들은 모두 우리가 인류를 쓸어버릴 킬러 바이러스를 상대하고 있지 않음을 말하고 있다. 그렇다면 이 끔찍한 사진들이 찍힌 나라들에서 무슨 일이 일어났을까?

이 질문에 대한 자세한 답변은 현장에서 구해야 한다. 그럼에도 여기서 언급되어도 좋은 몇 가지 사실들이 널리 알려져 있다. 이탈리아와 스페인에서는 코로나바이러스 통계를 둘러싼 문제의 소지가 많았다. 다른 곳에서는 일반적으로 독감과 같은 증상과 바이러스에 노출될 위험이 있는 사람들을 대상으로 바이러스 검사를 했다.

이탈리아에서는 유행이 한창일 때, 병원에 입원한 중증 환자에 제한해서 검사를 시행했다. 죽은 환자에 대한 사후 검사가 광범위하게 행해진 것도 논리적이지 못하다. 이것은 실제 감염을 엄청나게 과소평가하게 하면서 더불어 높은 치사율을 초래했다.

3월 중순에 들어서자마자 이탈리아 GIMBE^{Gruppo Italiano per la} ^{Medicina Basata Sulle Evidenze}(Italian Evidence-Based Medicine Group) 재단

은 "심각성의 정도와 치사율을 대체로 평가했으나, 롬바르디와 에밀리아-로마냐 지역의 치사율은 병원이 월등하게 많은 탓"이라고 밝혔다.

코로나바이러스로 '인한 사망'과 코로나바이러스와 '더불어 사망'한 것을 구분하지 않았기에 상황이 절망적으로 보였다. 이탈리아 병원에서 'COVID-19 사망자'의 약 96%는 기저질환을 앓고 있는 환자였다. 4분의 3은 고혈압을 치료하는 중이었고, 3분의 1 이상은 당뇨병을 앓고 있었다. 3분의 1은 심장질환이 있었다. 거의 다른 곳과 마찬가지로, 평균 연령은 80세를 넘었다. 몇 안 되는 50세 이하 사망자들 역시 심각한 기저질환을 앓고 있었다.

'코로나바이러스 사망'을 부정확하게 신고한 방식 탓에 공포와 공황이 자연스럽게 퍼져나갔고 그로 인해 정부가 만든 불합리하고 과도한 예방조치를 국민이 기꺼이 수용했다. 이것이 역설적인 효과를 가져왔음이 드러났다. '코로나바이러스 사망자'보다 정규 사망자가 크게 늘었다.

영국 일간지 〈더 타임스〉는 4월 15일 "잉글랜드와 웨일스가 한 주 동안 기록적인 사망자 수를 경험하였는데, 같은 시기 평균 사망자보다 6,000명이 더 많았다"라고 보도했다. 이 추가된 숫자의 절반만이 코로나바이러스 때문일 것이다. 의도하지 않았지만, 봉쇄조치가 국민의 건강에 심각한 결과를 가져올 수 있다는 우려는 근거가 충분했다.

치명적인 바이러스에 걸릴까 무서워 심장마비 등 생명을 위협하는 사건에 직면해도 병원에 가는 것을 꺼린다는 사실이 점점 분명해졌다. 당뇨병이나 고혈압 환자들은 적절하게 치료받지 못했고 종양 환자들도 마찬가지였다.

영국은 항상 보건의료시스템, 의료 인프라, 의료인력 부족이라는 엄청난 문제를 겪어왔다. 브렉시트Brexit로 인해 영국은 이제 외국인 의료전문가가 절박하게 부족하다.

여러 다른 나라들도 같은 문제를 겪고 있다. 2017/2018년 겨울 인플루엔자가 전 세계를 휩쓸며 유행할 때 미국 내 병원들이 발칵 뒤집혔다. 환자 분류를 위한 트리아지 천막도 세우고, 수술도 취소하고, 환자들을 집으로 돌려보냈다. 앨라배마는 비상사태를 선포했다. 병원 기능이 마비된 스페인과 대도시의 중환자실이 기능을 멈춘 이탈리아도 상황은 별반 다르지 않았다.

이탈리아의 보건의료시스템은 수년 동안 축소됐으며, 중환자실의 수는 다른 유럽 국가들보다 훨씬 적다. 게다가 이탈리아는 유럽 전역에서 병원 감염과 항생제 내성 박테리아로 인한 사망자가 가장 많다.

또한, 이탈리아 사회는 세계에서 가장 노령화된 사회 중 하나이다. 이탈리아는 65세 이상 인구 비율이 22.8%로 유럽연합에서 가장 높다. 여기에 더해서 만성폐질환자와 심장질환자가 많고, 다른 나라에 비해 '고위험군'도 훨씬 많다. 요컨대, 많은 독립적 요소들이 모여 이탈리아에서 특별한 사례를 만들어냈다.

북이탈리아가 특히 파장이 컸기 때문에, 바이러스 유행에 그곳의 환경적 요인이 영향을 미쳤는지 살펴보는 것도 흥미로운 일이다. 이탈리아 북부는 미세먼지 오염과 관련해 유럽의 중국이라고 불리고 있다. 세계보건기구의 추산에 따르면, 2006년 이탈리아 13대 도시에서 (바이러스 없이도) 8,000명 이상의 추가 사망자가 발생했다고 한다. 대기오염은 젊은 사람들과 노인들 모두에게서 바이러스성 폐 질환의 위험을 증가시킨다. 일반적으로 폐 감염의 심각성을 강화하는 역할을 하는 요인임이 분명하다.

독감바이러스, 뇌막염균, 폐렴구균 등 각종 병원체에 대한 예방접종이 COVID-19의 진행을 악화시킬 수 있다는 의혹이 제기됐다. 이탈리아는 공식적으로 전 국민을 대상으로 광범위한 백신 접종 프로그램을 시행하고 있어 이러한 가능성에 대한 조사가 필요하다.

그러나 이러한 모든 사실에도 불구하고, 우리 마음 속에 각인된 유일한 사진은 이탈리아 북부 도시인 베르가모에서 군용 차량이 수많은 관을 운반하기 위해 길게 늘어선 충격적인 장면이다.

랄프 미갈 독일 장의사협회 부회장은 이탈리아에서는 화장이 드물다고 지적했다. 정부가 코로나바이러스 대유행 과정에서 화장 지시를 내리자 장의사들이 과도한 부담을 느낀 것도 이 때문이다. 장의사들은 화장할 준비가 되어 있지 않았다.

화장장이 부족했고 전체 인프라도 부족했다. 그래서 군이 도와야 했다. 이러한 사실이 베르가모의 사진을 설명해준다. 인프라가 없었을 뿐만 아니라, 너무 많은 수의 장의사들이 격리되어 있었기 때문에 장의사들도 부족했다.

그리고 마지막으로, 일부 지역만이 심각한 피해를 보았던 미국을 살펴보자. 와이오밍, 몬타나 또는 웨스트 버지니아와 같은 주에서 '코로나바이러스 사망자'의 수는 두 자릿수였다(Worldometers, 2020년 5월 중순).

뉴욕의 상황은 달랐다. 이곳에서는 밀려드는 환자로 인해 의사들이 어느 환자를 먼저 치료해야 할지 알 수 없을 정도였던 반면에 다른 주에서는 병원이 어처구니없이 비어 있었다. 뉴욕은 감염병 유행의 중심지였으며, 전국에서 일어난 COVID-19 사망자의 절반 이상이 뉴욕에서 발생하였다(2020년 5월). 사망자의 대부분은 브롱크스에 살았다. 한 응급의사는 "이 사람들은 너무 늦게 병원에 왔지만 이해할 수 있었다. 그들은 드러나는 것을 두려워했다. 대부분은 주거 허가도 없고 일자리도 없고 건강보험도 없는 불법체류자였다. 이 집단에서 가장 높은 사망률이 기록되었다"라고 하였다.

그들이 어떤 치료를 받았는지 알게 되면 흥미로울 것이다. 그들은 세계보건기구의 권고에 따라 고용량의 클로로퀸을 투여받았을까? 히스패닉 인구의 약 3분의 1은 치명적일 수 있는 클로로퀸 과민증을 유발하는 유전자(글루코스-6인산염 탈수소효소) 결함을 갖고 있다. 브롱크스 인구의 절반 이상이 히스패닉계다.

국가와 지역마다 광범위한 차이가 있을 수 있는 수많은 요인이 있으므로 이러한 결정요인을 비판적으로 분석하지 않고는 감염병 상황을 진정으로 이해하기 어렵다.

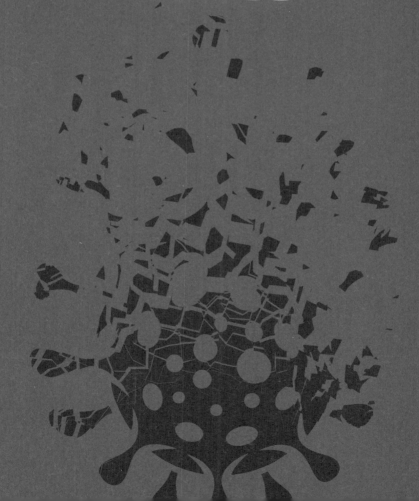

3

독일의
코로나 상황

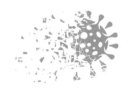

　독일은 나라 자체가 유리한 조건을 갖추고 있으므로 이탈리아 북부나 다른 곳에서 목격한 불안한 사태를 두려워할 필요가 없다고 국민을 안심시켜야 했다. 그런데 정반대의 일이 벌어졌다. 로버트코흐연구소는 경고를 거듭했으나, 정부는 설명을 무시한 채 공포를 조장하는 방역 운동을 펼쳤다. 역사상 최대의 감염병 팬데믹의 위협에 전 세계가 직면해 있다는 경고에 감히 도전하는 사람은 누구나 명예훼손과 검열을 받았다.

　어떤 대책이 언제 필요하거나 필요하지 않은지 결정하는 지표가 상황에 따라 수시로 바뀌었다. 3월 초에는 감염자 수가 두 배로 증가하는데 10일을 넘도록 하는 게 목표였지만, 이 '목표'에 도달했을 때는 그 비율을 14일로 늦추는 것으로 바뀌었다. 이 목표 또한 빠르게 달성되자 새로운 기준을 제시해야 했다. 예를 들면, 전염성이 있는 한 사람에 의해 얼마나 많은 사람이 감염되었는지 알려주는 기초감염재생산지수('R')가 등장했다.

당국은 처음에 이 숫자를 1 미만으로 줄여야 한다고 결정했다. 3월 중순, 기초감염재생산지수가 1 미만이 되자 다시 어려움에 부딪혔고, 검사 횟수를 늘려서 그 수를 다시 위로 조정하기 시작했다. 5월 말, 약간의 창의성이 더해져 일일 신규 감염 건수가 심각함을 나타내는 상한선을 규정하는 발상으로 이어졌다: 어느 도시나 지역의 시민 10만 명당 35명이다.

그렇다면 이제 7천 개의 검사만 시행하면 바이러스가 전혀 없다 하더라도 적어도 35개의 위양성 결과를 낼 수 있다는 것을 반영해야 하지 않겠는가. 분명한 것은 당국이 지시하는 계획과 조치에는 그것을 뒷받침할 수 있는 과학적으로 타당한 어떤 추론도 없다는 것이다. 만약 정말로 위험한 바이러스를 다루고 있지 않다면 감염 수치가 그다지 중요하지 않다는 것은 굳이 강조할 필요도 없는 당연한 일이다. 겨울마다 흔한 감기의 수를 세는 데 돈과 수단이 낭비되어서는 안 된다!

당국은 독단적인 결정을 내렸으나 계획이 부재했으므로 조치들마다 갈팡질팡했다. 초기에는 과밀 버스에서도 마스크를 잘 사용하지 않았다. 그러나 감염병이 끝나자 오히려 의무화되었다. 전자제품 상가가 문을 닫아야 하는 동안 DIY 매장은 영업을 계속할 수 있었다. 테니스는 금지되었으나, 건강달리기는 괜찮았다. 모든 주는 자체적인 벌금 목록을 가지고 있었다. "국가적으로 우려되는 감염병 유행"을 다루고 있었기 때문에 처벌이 있어야만 했다. 그러나 이 모든 조치의 배경이 되는 논리는 어디에 있었을까?

무슨 일이 일어났는지 설명하는 데 도움이 될 수 있도록 자세히 들여다 보자.

독일 이야기

2020년 1월 27일 늦은 저녁, 바이에른주 보건부는 자동차 공급업체의 한 직원이 독일 최초의 코로나바이러스 사례임을 발표했다. 한 중국인 여성 사업가가 일주일 전에 그곳을 방문했다. 그 후 그 회사의 다른 몇몇 회원들에게서 바이러스가 발견되었다. 대부분 증상이 없었고, 심각하게 앓지 않았다. 모두 14일 동안 자가 격리됐다. 그때부터 중국이나 티롤 같은 '고위험' 지역에서 돌아오는 사람은 누구나 검사를 받고 격리 조치를 받게 되었다. 이후로도 몇 건의 건강한 '사례'가 산발적으로 발견되었다.

곧이어 독일의 카니발 시즌이 돌아왔고, 그 중심지 중 하나인 독일 서부 노르트라인-베스트팔렌주에서는 축제를 연기하지 않았다. 이곳 최초의 코로나바이러스 환자는 2월 중순 헤인즈버그 지역에서 아내 그리고 다른 흥겨운 300명의 참가자들과 함께 카니발을 누렸다. 그러고 나서 국가적으로 경종을 울리는 일이 일어났다.

헤인즈버그에서 코로나바이러스 발생; 많은 중환자 발생, 지역

병원들 마비됨!

학교와 탁아소는 폐쇄되었고 모든 접촉자는 격리조치되었다. 3월 초 옌스 스판 보건장관은 신중함을 유지하라고 촉구했다. 대중 행사는 취소되거나, 아니면 전반적으로 조용히 치러졌다.

그러나 3월 9일, 경보 벨이 울렸다. 독일에서 첫 코로나바이러스 사망자가 발생했다. 헤인즈버그 지역의 78세의 남성과 에센 지역의 82세의 여성이 바이러스에 굴복했다. 남성은 당뇨병과 심장병 같은 여러 기저질환을 앓고 있었다. 여성은 폐렴으로 사망했다.

드로스텐 교수는 위협적인 코로나바이러스 파도에 대해 "가을은 중요한 시기가 될 것이 분명하다. 그때 코로나바이러스 환자가 빠르게 늘어날 것이고, 중증 환자나 사망자가 많이 발생할 것이다. …… 심각한 질환이 있는 80세 노인과 보통 몇 시간 안에 사망하는 치명적인 바이러스성 폐렴에 걸린 35세의 젊은 사람이 있는데, 인공호흡기를 장착하면 사흘 뒤에는 최악의 상태에서 벗어날 수 있다. 그렇다면 우리는 도대체 두 사람 가운데 누구를 구해야 할 것인가?"라고 경고했다.

팬데믹 선언

3월 11일, 세계보건기구는 팬데믹^{Pandemic}(감염병 세계적 대유행)을 선언했다. 바로 다음 날, 독일 주지사들은 투표로 모든 대중 집회를 취소하기로 결정했다. 같은 날, 프랑스에서는 모든 탁아소, 학교, 대학들이 추후 통지가 있을 때까지 문을 닫았다. 독일이 그 뒤를 따랐다. 하루 뒤에 독일 주들은 3월 16일부터 모든 학교와 탁아소를 폐쇄하도록 조치했다.

어떻게 해서든 '(발생) 곡선을 평평하게' 하지 못한다면 수많은 생명을 앗아갈 '쓰나미'가 몰려올 것이라는 이야기가 들려 왔다. 천체물리학자든 수습기자든, 감염병에 대한 지식을 어렴풋이 알든 아니든 상관없이, 갑자기 모두가 목소리와 의견을 내기 시작했다. 날마다 예측이 제시되었고, 모든 채널에서 기하급수적인 확산을 설명했다.

감염률이 매주 두 배씩 증가하는 것으로 보였기 때문에 이러한 확산을 통제하거나 심지어 멈추는 것이 얼마나 어려운지 보여주었다. 엄격한 조치가 없다면 5월 중순까지 백만 명의 감염자가 발생할 지경이었다.

로버트코흐연구소 뷜러 소장에 따르면, 독일의 사망자 수가 급증하여 불과 몇 주 안에 이탈리아의 통계에 근접할 것이라고 했다.

처음으로, 봉쇄조치 가능성에 대한 언급이 있었다. 3월 14일 연방보건부는 이렇게 트윗을 했다:

그러나 이틀 뒤인 3월 16일, 공공 생활에 대한 추가적인 대규모 제한 조치가 발표되었다.

공공 생활은 급속히 중단되었다. 클럽, 박물관, 무역 박람회, 영화관, 동물원…… 모두 문을 닫아야 했다. 종교시설에서의 예배가 금지되었고, 운동장과 체육 시설들이 폐쇄되었다. 긴급하지 않은 수술은 연기될 것이다. 일차 목표는 의료시스템이 마비되지 않도록 하는 것이었다.

이곳 독일에서 부질없는 기우가 확대되고 있는 동안 다른 누군가가 목소리를 높였다. 앞에서 몇 번 언급된 존 이오아니디스 교수는 스스로 무엇을 하고 있는지 정말로 아는 사람일 것이다. 그가 쓴 글 "엄청난 오류를 저지르고 있지 않은가?"의 요약이다:

현재의 코로나바이러스병인 COVID-19는 100년에 한 번 일어나는 팬데믹으로 간주된다. 그러나 그것은 또한 100년에 한 번 일어나는 증거상의 오류일 수도 있다. 우리는 얼마나 많은 사람이 SARS-

CoV-2에 감염되었는지 신뢰할 만한 증거가 부족하다. 많은 나라에서 지나치게 가혹한 대책이 채택됐다. 봉쇄가 오래 지속되는 동안, 정책 입안자들은 그들이 유해한 일이 아니라 유익한 일을 하고 있는지 어떻게 알 수 있을까? 얼마나 많은 사람이 감염되었는지와 감염병이 어떻게 진화하고 있는지에 대해 지금까지 수집된 데이터는 전혀 신뢰할 수 없다. 현재까지 행해진 제한된 검사로 볼 때, 일부 사망자와 SARS-CoV-2로 인한 감염자가 많이 누락되었을 것이다. 3배에서 300배 정도로 감염자를 포착하지 못하고 있을지도 모른다. 어느 나라도 일반 인구의 대표적인 무작위 표본에서 바이러스의 유병률에 대한 신뢰할 수 있는 데이터를 가지고 있지 않다. 세계보건기구의 공식 사망률 3.4%처럼, 언론 보도로 공표된 사망률은 공포를 유발할 뿐 무의미하다. SARS-CoV-2 검사를 받은 환자들은 증상이 심하고 결과가 좋지 않은 환자들이다. 완전히 격리된 집단을 대상으로 검사를 실시한 상황은 다이아몬드프린세스호 유람선의 사례였다. 거기서 치사율은 1.0%에 달했지만, 이는 주로 고령인구로, COVID-19로 인한 치사율이 훨씬 높은 집단이다. 이러한 불확실한 추가 자료에 미국 일반 인구의 치사율에 대한 합리적인 추정치를 더하면 0.05%에서 1%까지 변화한다. 만약 그것이 사실이라면, 세계를 봉쇄하면서 잠재적으로 엄청난 사회적, 재정적 결과를 초래한 조치들은 완전히 비합리적일 수도 있다. 마치 코끼리가 집고양이의 공격을 받는 것과 같다. 고양이를 피하려다 코끼리가 사고로 절벽에서 뛰어내려 죽을 수도 있게 된다. COVID-19 치사율이 그렇게 낮을 수 있을까? 누군가는 노인 집단의 높은 치사율을 가리키며 부인할 수도 있다. 그러나 수십 년 전부터 알려진 소위 양성 또는 감기형 코로나바이러스조차도 요양원의 노인들 사이에 감염이 일어나면 치사율이 8%에 이를 수 있다. 실제로 이런 '양성' 코로나바이러스는 매년 수천만 명을 감염시키고 있으며, 미국에서는 매년 겨울 하기도 감염으로 입원하는 사람의 3~11%를 차지하고 있다. 만약 우리가 새로운 바이러스에 대해 알지 못하고 PCR 검사를 통해 개인을 대상으로 검사를 시행하지 않았다면, 올해 '인플루엔자-유사 질병'으로 인한 총 사망자의 수는 예년과 비슷해 보였을 것이다. 기껏해야 이번 시즌 독감이 평균보다 조금 더 심각한 것 같다며 무심코 지적하는 정도였을지 모른다. 언론은 NBA에서 가장 주목받지 못하는 두 팀 간의 경기에 대한 기사보다도 덜 치열하게 보도했을 것이다. 말하고자 하는 핵심 중 하나는 경제, 사회, 정신건강에 큰 영향을 미치지 않은 채 사회적 거리두기와 봉쇄가 얼마나 오래 유지될 수 있는지 알 수 없다는 것이다.

유감스럽게도, 우리 정치인들과 그들의 조언자들에게는 이성적 목소리가 들리지 않았다. 대신, 임페리얼칼리지런던대학교 닐 퍼거슨 교수가 과감하게 내놓은 예측: 만약 아무 일도 일어나지 않고 바이러스가 통제되지 않고 퍼지게 된다면, 영국에서는 50만 명, 미국에서는 200만 명 이상이 사망할 것이라는 기사가 헤드라인에 등장했다. 이것은 순식간에 퍼져 인구에 회자되었을 뿐만 아니라, 마음과 영혼에 공포를 불어넣게 되었다.

공교롭게도 퍼거슨 교수는 광우병으로 13만 6천 명, 조류독감으로 2억 명, 신종플루로 6만 5천 명이 사망할 것으로 예측한 권위자다. 하지만 모든 경우 궁극적으로는 수백 명 선에 그쳤다. 매번 틀렸다는 얘기다.

기자들은 과연 양심이라는 것이 있는가? 만약 그렇다면 왜 뉴스를 배포하기 전에 사실을 확인하지 않는가? 당연히 나중에 퍼거슨의 예상이 완전히 틀렸음이 명백해졌다. 그러나 이것에 대해서는 언론에 의해 보도된 적이 없다.

로버트코흐연구소는 헤드라인이 옳다고 여겼을 것이다. 연구소는 기하급수적인 확산을 경고한 바 있다. "기하급수적으로 늘어나는 새로운 감염자 수를 억제하지 못하면 100일 이내에 세계에 1천만 명의 감염자가 발생할 것이다." 독일에서 수십만 명의 사망자를 예측한 모델 계산이 발표됐다.

정치인들은 유권자들의 인기를 얻기 위한 경쟁에 뛰어들었다. 누가 가장 이득을 얻었을까? 바이에른 주지사 마커스 소더는 자신을 '액션맨'으로 내세우며 카메라 앞에서 힘과 결의를 발산했고, 모든 수단을 동원해 끝까지 바이러스와 싸우겠다는 의지를 천명했다. 소더 주지사는 3월 21일 현재 바이에른 주민에게 '집에 머물기'라는 첫 번째 가혹한 조치를 취했다. 병원에 가서 사랑하는 사람을 면회할 수

없다. 교회에서의 예배도 없다. 가게와 식당들이 문을 닫았다. 믿을
수 없는 다른 조치들도 이어졌다.

국가 차원의 봉쇄조치

독일의 각 연방 주州마다 나름의 규칙이 있다면 세계에 어떤 인
상을 줄까? 그래서 전국적으로 유사한 조치들이 내려졌다. '집에 머
물기 명령'이 너무 부정적인 느낌을 주었기 때문에 3월 23일에 사
실상 '봉쇄조치'를 실행하면서 '9개 항목 계획'으로 위장했다. 이것
은 전국적인 감금 조치 명령을 의미하는 것으로 광범위하게 접촉
을 제한했다.

공공장소에서 2명 이상의 회합이 금지되었다. 식당, 이발소, 미
용실, 마사지숍, 타투 스튜디오, 그리고 이와 유사한 가게들이 문을
닫아야 했다.

규제 기관은 접촉 금지를 위반하는지 감시했고 준수하지 않으면
제재를 가했다. 황급히 벌칙목록이 덧붙여졌다. 일부 주들은 극단으
로 치닫기도 했다. 바이에른, 베를린, 브란덴부르크, 사알란드, 작센,
작센-안할트 주는 '유효한' 사유로만 집을 떠나 공공장소에 들어가
는 것을 허용하는 법령을 제정했다. 동시에 병원이 텅텅 비어서 이탈
리아와 프랑스에서 온 환자들을 수용할 수 있을 정도였다.

3월 25일, 독일 의회는 '국가적 우려의 감염병 상황'을 발표했고, 이틀 후 서둘러 보완한 '국가적 우려의 감염병 상황에서 국민을 보호하기 위한 법'을 준수하도록 했다. 일반 대중은 대부분 알아차리지 못했다. 이 법안은 연방 보건부가 법령에 따라 독일 헌법 제1조, 인간의 존엄성을 침해할 수 없다는 조항에 어긋나는 일련의 조치를 결정할 수 있도록 했다.

이러한 정치적 결정은 그것을 정당화할 수 있는 어떤 증거도 없는 상태에서 이루어졌다. 메르켈 총리에게 공개서한을 보내어 근본적으로 중요한 의문을 제기하기로 한 것도 그 때문이었다. 잘못된 노선에서 품위 있게 방향 전환을 할 기회를 정부에게 주자는 취지였다.

그러나 우리의 의견, 그리고 정부 노선에 동의하지 않는 여러 사람의 많은 의견은 무시되었고, 신문과 언론은 반대 목소리를 불신했다. 정부로부터 회신을 받은 적이 없다는 것은 두말할 나위도 없다.

오히려 3월 말에 바이러스가 여전히 너무 빨리 퍼지고 있다는 사실이 공식적으로 공표되었다. 코로나 환자 숫자가 5일마다 두 배로 늘었다. 발생 곡선을 평평하게 하여 두 배수가 되는 데 걸리는 시간을 10일로 연장하는 것을 목표로 삼아야 했다. 그래야 의료시스템이 마비되는 것을 막을 수 있으리라는 것이다.

이어 독일 내무부GMI의 내부 문건 내용이 일반에 공개됐다. 바이러스가 억제되지 않을 때 115만 명의 사망자가 발생할 것으로 예측된다는 최악의 시나리오였다. 3월 초부터 4주(제10주~제13주) 동안 보고된 감염 건수를 살펴보면, 이는 실제로 로버트코흐연구소가 공언한 대로 기하급수적 증가처럼 보인다는 것을 알 수 있다. 그것이 모

검사 양성자 수

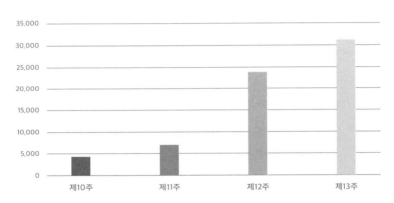

검사 10만 건당 양성자 수

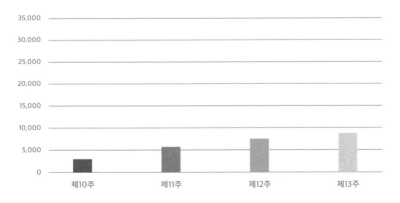

든 곳에서 나타난 양상이었다.

그러나 로버트코흐연구소가 지적하지 않은 것은 제12주에 검사 건수가 약 3배 증가했고 다음 주에도 다시 증가했다는 것이다. 로버트코흐연구소는 국민에게 진실을 명료하게 말할 의무감을 느끼지 않음이 명백하다. 그렇다면 이 수치들은 왜곡된 것일까? 왜 그들은 숫자를 수정하지 않았을까? 두 번째 다이어그램에 나타난 바와 같이 10만 회의 검사 당 감염 수를 명시함으로써 보정이 이루어졌다.

로버트코흐연구소의 보고서는 다음과 같이 읽혀야 마땅하다.

"친애하는 국민 여러분, 이 숫자들은 새로운 감염의 기하급수적인 증가세를 보여주지 않는다. 걱정할 필요가 없다."

실제로 4월 15일 〈면역학회보〉^Epidemiological Bulletin 17호에 게재된 로버트코흐연구소의 R-커브에서 잘 알 수 있듯이 감염병은 말 그대로 '전성기가 지난 상황'이었다.

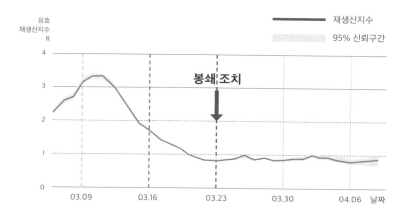

두드러지게 명백한 것은 무엇인가?

1) 감염병 유행은 3월 23일의 봉쇄조치 훨씬 전인 3월 초부터 중순까지 절정에 달해 있었다.
2) 봉쇄조치는 효과가 없었다. 시행 뒤에 수치는 더 줄어들지 않았다.

2020년 4월 : 봉쇄를 연장할 이유가 없다

4월 중순에 다시 한 번 봉쇄조치를 연장하는 결정이 내려졌을 때 상황은 어떻게 보였을까?

이제 모든 것이 정말 분명했다. R-값과 마찬가지로 새로 감염된 환자 수도 감염의 정점이 지나갔음을 보여주었다(그림: www.cidm. online). 위쪽 곡선은 공식적으로 제시된 초기 증가와 함께 '신규 감염자'의 수를 나타내며, 아래쪽의 숫자는 10만 검사 건수로 표준화한 수치를 나타낸다. 막대그래프는 실제 시행된 검사 건수를 보여준다.

사실은 감염자 수가 기하급수적으로 증가한 적이 없었기 때문에 병원들이 마비될 정도의 위험은 전혀 없었다. 비어 있는 침대가 수천 개였다. COVID-19 환자들의 거대한 '파도'는 없었다. 당국의 대책이 효과적이어서가 아니라, 감염병 유행이 제 궤도에 오르기도 전에 끝났기 때문이다.

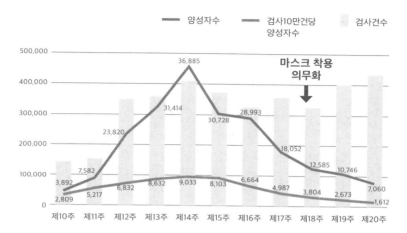

검사 양성자 수

출처: https://pubmed.ncbi.nlm.nih.gov/9466772/

그러나 모든 병원에서 고관절이나 무릎 수술, 암환자 검진 같은 예정된 수술과 시술을 연기했고 심지어 중단했다. 많은 병원에서 최대 30% 이상 환자가 줄었다고 발표했다. 의사들은 단시간 근무에 들어갔다.

봉쇄의 연장

4월 15일, 독일은 봉쇄조치를 연장했다. 사회적 거리두기와 접촉 제한에 관한 규정이 길어졌다. 공공장소에서 1.5m의 사회적 거리두기는 필수였고, 집 밖에서는 가족 구성원이거나 가족이 아니라면 오직 한 사람과만 함께 있는 것이 허용되었다. 실내에서 종교 집회 금지도 연장되었다. 사교 행사는 금지되었다. 일부 제한이 완화된 부분은 최대 800제곱미터의 소매 공간을 가진 상점들이 다시 문을 열 수 있도록 허용된 것이다. 자동차 딜러, 자전거 가게, 서점 등은 규제 대상에서 제외되어 규모와 관계없이 개점할 수 있었다. 하지만 놀랍게도 크로셰 목도리든 임상용 마스크든 상관없이 마스크는 필수품이 되었다!

마스크 필수

아프지 않거나 환자를 돌보지 않는 사람들이 독감이나 COVID -19 감염을 줄이기 위해 마스크를 착용해야 한다는 명확한 증거가 부족하다.

우리는 아래에 열거된 항목에 모순되면서, 과학적으로 타당하고 논란의 여지가 없는 논문을 찾을 수 없었다.

1) 기침이나 열이 없는 무증상자들이 병을 퍼뜨렸다는 과학적 증거는 없다.
2) 단순한 마스크는 바이러스를 막지 못하며, 막을 수 없다.

3) 마스크는 감염으로부터 보호하지 못하고 보호할 수 없다.

4) 비의료용 안면 마스크는 필터 효율이 매우 낮다.

5) 면 수술 마스크는 미생물의 침투 위험(침투율 97%)을 높일 수 있다. 습기 유지, 천 마스크 재사용 및 불량한 여과로 인해 감염 위험이 증가할 수 있다.

정부가 마스크 사용을 강요했기 때문에 많은 노인이 마스크를 착용하면 안전하다고 믿었다. 이는 사실과 전혀 거리가 멀다. 마스크를 착용하는 것은 특히 폐 질환과 심부전 환자, 불안과 공황장애 환자, 그리고 물론 어린이들에게 심각한 건강상 위험을 초래할 수 있다. 세계보건기구는 초기에 일반적인 마스크 착용으로는 아무 효과를 볼 수 없다고 말했다.

로버트코흐연구소에서는 무엇이라고 말했나? 정치적 견해가 변화하자, 그들은 이전 권장 사항을 변경하고 마스크 착용을 지지했다. "증상이 없더라도 사람들이 예방 차원에서 마스크를 착용했다면 감염의 위험을 최소화할 수 있을 것이다. 물론, 이것은 과학적으로 검증되어 있지는 않다."

마스크 착용으로 긍정적 효과가 나타났다고 주장하는 보고서에는 기본적으로 결함이 있었다. 연구에 따르면, 효과(감염 횟수 감소)는 규정이 시행되고 3~4일 뒤에 명백해졌다. 하지만 불가능한 결과다. 로버트코흐연구소는 "각 조치의 효과는 잠복기(최대 14일)에 발병과 신고 접수 사이에 지연된 기간을 추가하면 2~3주 정도 지나야 나타난다"라고 명시하고 있다.

사실, 건강한 사람들이 공공장소에서 마스크를 쓰는 것이 합리적이라고 제안하는 연구는 없다. 이 조치를 시행하는 유일한 정치적 이유는 인구집단의 공포를 조장하려는 의도라고 의심할 수도 있다.

봉쇄 연장에 대한 지속적 논쟁 : 임박한 2차 팬데믹?

끊임없이 공포를 퍼뜨리는 정부의 전문가들은 같은 목표를 추구하는 게 명백하다. 독일에서는 드로스텐 교수가 경고를 거듭했다. 그리고 웬일인지 모든 나라에는 그들만의 '드로스텐'이 있는 것 같았다.

4월 말, 그는 다시 한 번 독일에 큰 파도가 밀어닥칠지도 모른다며 두 번째 대유행에 대해 환상을 불어넣었다. "부주의함을 통해 R−값이 다시 한 번 1을 넘어서 바이러스 전파가 기하급수적으로 증가하고, 바이러스로 인해 엄청난 결과를 초래할 것이다. 감염의 파도는 모든 곳에서 동시에 시작되기 때문에 추진력이 더 생길 것이다."

그러나 이 감염의 두 번째 파도는 어디에서 오게 될까?

드로스텐 교수: 우리는 스페인독감으로부터 배울 수 있다. 독감은 제1차 세계대전 말기에 시작되었고, 5천만의 희생자 대부분이 두

번째 파도 (제2차 유행) 중에 사망했다.

모두 사실이다. 그러나 스페인독감의 상황에서는 사망의 주요 원인인 2차 세균감염을 치료하기 위해 항생제를 사용할 수 없었다. 결과적으로, 모든 연령대의 사람들이 죽었다. 누가 COVID-19를 스페인독감에 비교하든 전혀 맥락에 맞지 않고 아니면 고의적으로 두려움을 퍼뜨리려는 의도이다.

바이러스는 변하지만, 그냥 사라지지 않는다는 것은 분명하다. 항상 독감 시즌이 있었듯이, 코로나바이러스 시즌도 있었다.

여기서 우리는 코로나바이러스 유행의 전형적인 과정을 볼 수 있다.

3월 정점을 찍은 우리의 로버트코흐연구소 데이터를 떠올리게 되는가?

하지만 잠깐, 이 핀란드 연구는 1998년부터 시작되었다!

그래서 만약 어떤 정부가 두 번째 파도를 원한다고 결정한다면, 그들이 해야 할 일은 매년 코로나바이러스 시즌에 검사 건수를 급격하게 늘리는 것이다. 이 간단한 조작만으로 다음에도 실험실에서 만들어진 팬데믹을 촉발시키는 데 성공할 수 있을 것이다.

제한 조치들을 완화하여 응급 수준으로 적용하다

하노버대학교 공공금융연구소 소장인 스테판 함부르크 교수는 로버트코흐연구소가 제시한 수치들 자체가 모든 조치의 즉각적인 종료를 요구하는 것이라고 재차 강조하고 있다.

다른 사람들도 목소리를 높였다. 그러나 비판적인 의견은 완전히 무시되었다. 왜 그럴까? 정부는 경고에 경고를 거듭하는 드로스텐 교수와 독점 계약이라도 맺었는가? 드로스텐 교수는 규제를 완화하면 독일은 팬데믹과의 싸움에서 주도권을 잃을 위험에 처할 것이라고 했다.

그러나 결국 때가 왔다. 5월 초에는 조심스레 가게들이 다시 문을 여는 것을 볼 수 있었다. 학교와 탁아소는 아이들을 다시 등교시킬 수 있을 것이다. 접촉 제한이 다소 완화되었고 일상은 다시 시작되었지만 고통스러울 만큼 느린 속도로 진행되었다.

그러나 로버트코흐연구소는 다음과 같이 경고하고, 경고하고, 또 경고한다. "재생산지수가 다시 한 번 1을 넘어선다. 정확히 말하자면 1.1에 있다……."

공포가 퍼져나간다. 우리가 너무 경솔했나? 많은 사람이 매일 재생산지수(R-factor)가 비정상적으로 변동하자 어리둥절했다. 물론 이것은 감염 수치가 매우 낮을 때 단지 검사 건수를 변경함으로써 재생산지수를 마음대로 조작할 수 있다는 잘 알려지지 않은 이유 때문이었다. 사람들은 겁에 질렸다. 언제라도 과도하게 많은 사망자가 쏟아지지 않을까?

검사 양성자 수

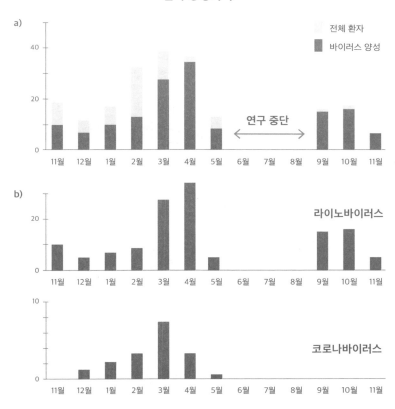

a)

전체 환자
바이러스 양성

연구 중단

11월 12월 1월 2월 3월 4월 5월 6월 7월 8월 9월 10월 11월

b)

라이노바이러스

11월 12월 1월 2월 3월 4월 5월 6월 7월 8월 9월 10월 11월

코로나바이러스

11월 12월 1월 2월 3월 4월 5월 6월 7월 8월 9월 10월 11월

출처: https://pubmed.ncbi.nlm.nih.gov/9466772/

과도한 사망? 정말? 그렇다면 그것은 오히려 부당한 조치들이 초래한 부차적 피해와 관련이 있지 않을까? 이 질문은 독일 내무부의 위험분석과 고위직원이 던진 질문이다. 그는 부차적 피해의 위험을 꼼꼼하게 분석한 주목할 만한 문서를 작성했다. 그는 그 조치들

이 정도가 지나쳤고, 진정한 효과를 조금도 제공하지 못한 채 회복할 수 없는 커다란 부차적 피해를 줬다는 결론에 도달했다. 우리를 포함한 10명의 외부 전문가에게 문서의 개요를 보내 그 수치를 확인하게 했다. 그는 장관에게 문서를 제출하려고 시도했다: 성공하지 못했다. 이어 전국 위험평가단 동료들에게 문서를 보냈다. 그러나 그러한 노력 탓에 그는 정직을 당했다. 우리는 보도자료에서 이 논문의 결론이 매우 중요하다고 말했다. 그러나 정부는 이 문서가 사견에 지나지 않는다며 조롱했다. 언론은 정부와 보조를 맞췄고 그 사건이 종결되었다고 간주했다.

봉쇄조치 재연장!

5월 말, 정부와 주 정부 사이에서 이루어진 접촉 제한에 관한 합의가 만료되기 직전에, 6월 29일까지 봉쇄연장조치가 선포되었다. 옌스 스판 보건부 장관은 5월 25일 가장 유명한 독일 일간지에 "어떤 경우에도 이미 감염병 대유행이 끝났다는 분위기가 조성되어서는 안 된다"라고 밝혔다.

메르켈 총리만이 이것을 결정할 수 있는 최고의 자리에 있었으므로, 그녀는 나흘 뒤에 역사적 선언을 했다. 침체되어 있는 나라를 향해 "감염병 팬데믹이 이제 막 시작되었다!"라고 공표한다. 감염병이 유럽 전역에 퍼졌을 때의 일이다. 그러나 이 봉쇄조치의 연장은 세계에서 가장 권위 있는 과학 저널 중 하나인 네이처에 최근 게재된 기사로 미루어 볼 때 일리가 있어 보였다. 오직 높은 수준의 연구 그룹만이 이 저널에 이름이 실리는 기회가 주어진다. 임페리얼칼리지런던대학교는 그러한 그룹을 규합했고, 그중 닐 퍼거슨이라는 이름이 두드러졌다. 주목할 만한 연구에서, 연구자들은 전 세계적인 봉쇄조치가 수백만 명의 생명을 구했다는 것을 컴퓨터 기반의 분석에 근거하여 발표했다.

국제적으로 명성이 높은 과학자들이 네이처 잡지의 사무실에 항의했다는 사실은 소수에게만 알려졌다. 모두 잘못된 결론을 도출하게 만든 분석의 근본적인 결함을 지적했다. 제대로 처리된 자료는 실제로 정반대의 결과를 보여주었다. 즉, 봉쇄조치는 감염병의 진행에 아무런 영향을 미치지 않았다는 것이다. 논문을 읽고자 하는 독자들은 논문 뒤에 이어지는 이런 비판적 논평을 놓치지 말아야 한다.

그래서 덴마크 같은 나라에서는 공공장소에서 돌아다니는 건강한 사람들에게 모두 안면 마스크를 쓰라고 권고한 적이 없고, 라트비아 같은 또 다른 나라들은 자유롭게 결정하도록 했지만, 메르켈 총리와 친구들은 국민을 위해 지나친 자유에 반대하기로 했다. 마스크는 계속 쓰고 있어야 한다!

4

너무 많다고?
너무 적다고?
무슨 일이
일어난 것인가?

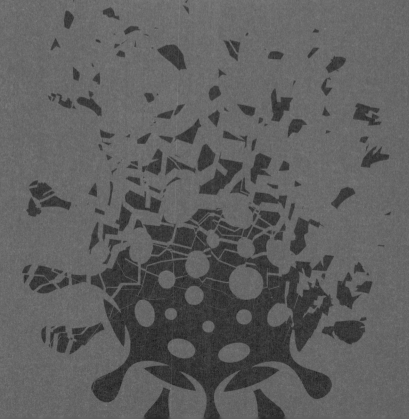

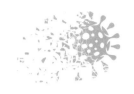

과부하 걸린 병원

이탈리아와 스페인의 사진들이 공포를 불러일으켰다. 사람들이 치명적인 병에 걸렸는데 인공호흡기가 없는 상황? 정말 끔찍하다. 그것은 느리고 무자비한 의사와 같은 죽음으로 묘사되었다. 우리는 병원 수용력이 한계점에 도달했을 때 어떤 일이 일어나는지 생생하게 목격했다.

독일에서는 어떻게 대처할 것인지 심의하는 동안 으레 그랬듯이 로버트코흐연구소가 두려움을 불러일으켰다. 그런 끔찍한 일이 독일에서도 일어나는 시나리오를 배제할 수 없다는 것이다. 그 결과 인공호흡기를 구입하고, 중환자실을 예비해 두었으며, 수술을 연기하거나 취소했다. 베를린에는 서둘러 38일 만에 1,000명의 환자를 수용할 수 있는 새로운 병원을 지었다. 그러나 막상 병원이 완공되었을 때는, 단 한 명의 환자도 보이지 않았다.

이것을 좀 더 자세히 살펴봐야 한다. 3월 초에 감염병이 독일을 휩쓸고 있음이 분명해졌다. 우리의 의료시스템은 준비가 잘 되어 있는가? 중환자학 및 응급의학 학회장인 우웨 얀센스 교수는 독일라디오 Deutschlandfunk에서 분명히 밝혔다. "중환자실은 충분합니다!"

이탈리아만큼 코로나바이러스 감염자가 많아도 중환자실 병상이 약 2만 8천 개가 있고, 그중 2만 5천 병상에는 인공호흡기가 갖춰져 있으며, 시민 10만 명당 34병상이 준비되었음을 의미한다. 유럽의 여러 다른 나라와는 분명히 달랐다. 베를린공과대학의 전문분야인 '건강관리시스템 경영'의 리더 라인하르트 부세 교수는 "이탈리아와 같은 상황에 있다고 해도 우리나라는 과부하가 걸릴 곳이 없을 것"이라고 말했다. 그러나 로버트코흐연구소는 계속 두려움을 키웠다.

로버트코흐연구소 소장 겸 전문 수의사 빌러는 지난 4월 초 "중환자실 병상이 충분하지 않을 것"이라고 밝혔다. 왜일까? 빌러 소장은 "유행이 계속되고 사망자 수는 계속 증가할 것"이라고 설명했다.

실제 설명-그 당시 비밀보관 중이었던- 은 전혀 달랐다. 5월 독일 내무부 홈페이지에 이전 기밀문서가 게재되면서 밝혀졌다. 충격적인 내용은 떠돌아다니던 소문을 확인해 주었다. 3월 중순 무렵에 작성된 이 문서는 코로나바이러스 대책위원회의 회의록이었다. 거기에서는 공포 조장이 감염병 유행을 관리하기 위해 만들어진 공식 의제라고 되어 있었다.

그러자 퍼즐의 모든 조각이 맞춰지기 시작했다. 모든 것이 계획되어 있었다. 감염자 수가 많다는 사실을 의도적으로 보도했는데, 사망자 수가 "너무 적은 것 같아서"가 이유였다. 주요한 목적은 엄청난 충격 효과를 얻기 위해서였다. 일반 인구집단의 원초적 공포를 부추기기 위한 세 가지 예를 들 수 있다:

1) COVID-19로 인한 사망에 대해서 "천천히 익사하는" 것으로 상세히 설명하여 사람들이 공포를 느끼게 해야 한다. 고통스러울 정도로 느린 질식을 통한 죽음을 상상하는 것은 가장 두려운 일이다.

2) 아이들은 자신도 모르게 치명적인 바이러스를 옮기고 부모를 사망에 이르게 할 수도 있으므로 위험한 감염원이라고 홍보해야 한다.

3) SARS-CoV-2 감염으로 인한 깜짝 놀랄 후속 결과를 경고하는 것으로 사람들을 흩어지게 할 것이다. 심지어 그런 결과가 있다는 사실이 공식적으로 증명되지 않더라도, 사람들은 경악할 것이다.

이러한 전략은 의도된 모든 조치를 일반 대중이 받아들이도록 하고 있다.

끔찍하다!

미친 짓에 가까운 전략이 알려지면서 빌러가 자신의 연구를 고수한 이유를 쉽게 이해할 수 있게 되었다. 감염자의 90%가 중병에

검사 양성자수 (누적합계)

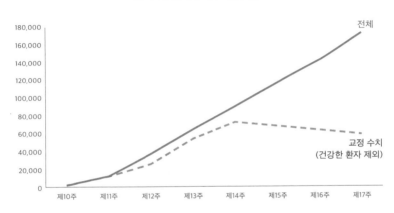

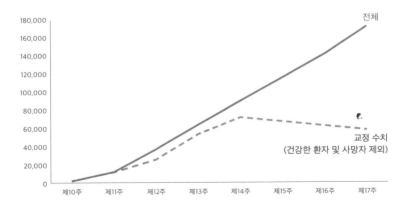

걸리지 않을 것이라는 점을 고려하지 않은 채 필요한 중환자실의 수를 계산하는 데 감염자의 숫자가 사용되었다. 또한 입원 치료가 필요한 대다수 환자도 회복되면 퇴원할 것이다.

매일 새로운 감염자의 수를 곡선(그래프의 위쪽 곡선)에 단순히 추가하는 것은 무의미한 일이었다. 전체 양성반응을 보인 사람의 수에서 회복된 환자 수를 빼야, 병원 부담에 대한 현실적인 지표를 구할 수 있었다.

엄밀히 말하면, 고인(사망자)을 빼야겠지만, 모든 개별 사례에서 그러한 비극적이고 슬픈 경우가 거의 없었기 때문에 그래프에는 아무런 차이가 없었다.

우리의 의료시스템은 붕괴할 위험에 처해 있지 않았다는 것이 사실이다. 4월 중순에 추가적 조치를 할 이유가 '전혀' 없었다. 모든 조치가 즉시 취소되었어야 했다.

존재하지도 않는 코로나바이러스 환자를 병원이 기다리는 동안, 진짜 치료가 필요한 환자들은 받아들여지지 않았다. 침대는 비어 있었다.

병원들은 재정적 문제에 부딪혔다. 많은 병원이 가상의 위기 속에서 의사와 간호사들에게 단시간 근무를 적용했다.

다른 나라의 상황도 비슷했다. 수천 명의 미국 의사들이 일상적인 외래환자 수가 압도적으로 감소했기 때문에 행정 휴가를 받았다.

인공호흡기의 부족

팬데믹이 시작될 무렵, 전문가들은 COVID-19 환자들을 끔찍한 죽음에서 구하려면 침습적 인공호흡기 치료가 우선적인 요구 조건이 될 것이라고 주장했다. 동시에, 이러한 조치가 의료인력의 감염 위험을 최소화할 것이라고 했다. 따라서 독일 정부는 수천 대의 인공호흡기를 사들여 보관하기로 했다.

이것은 쓸데없는 도박으로 판명되었다.

인공호흡기를 장착한 환자들은 매우 세심한 주의를 필요로 한다. 산소는 관을 통해 폐로 들어간다. 박테리아가 차에 올라탄 뒤 생명을 위협하는 폐렴을 일으키는 것은 드문 일이 아니다. 이러한 병원 감염의 위험은 날이 갈수록 높아지기 때문에 의대생들은 인공호흡기를 필요 이상으로 사용해서는 안 된다고 배우고 있다. 이와는 대조적으로 COVID-19 환자들은 그럴 필요가 없는 초기에도 인공호흡기를 사용하고, 그 어느 때보다도 훨씬 더 오래 장착하고 있는 경우가 잦았다. 왜 그럴까? 왜냐하면 에어로졸을 통해 사람에게 퍼지는 바이러스의 위험을 줄일 수 있는 최선의 수단이 침습적 인공호흡이라고 공식 규정되어 있었기 때문이다. 하지만 에어로졸은 아마도 질병 전파에 중요한 역할을 하지 않을 것이다. SARS-CoV-2가 에어로졸 방울에서 발견될 수 있다는 사실이 곧 질병을 일으킬 만큼 충분한 양이 그 안에 들어있음을 의미하지는 않는다. 이 조언 때문에 얼마나 많은 생명을 잃었는가? 많은 전문가들이 나중에 말하기를 COVID-19 환자에게 너무 오래 그리고 너무 자주 기도삽관과 기계환기가 이뤄졌다고 했다. 위험은 크고 치료 효과는 미심쩍었다. 노이스타트 폐클리닉의 게르하르트 라이어-그로네벨트 교수는 어떤 경우에도 삽관을 피해야 한다고 조언했다. 그의 COVID-19 환자들은 간단한 호흡 마스크로 산소를 공급받았고, 그는 단 한 명의 생명도 잃지 않았다. 토머스 보샤르 폐렴클리닉협회장도 같은 견해를 보였다. 그는 다른 나라의 높은 사망률이 "조기 삽관 전략에 의문을 제기할 만큼 충분한 이유가 될 것이다"라고 지적했다. 보고 당시 그는 40명의 환자 중 한 명을 기계환기 치료 중인 상태였다. 그 환자는 결국 사망했다. 다른 사람들은 모두 살아남았다.

완화치료 의사 마티아스 퇸스Matthias Thöns 박사와의 라디오 인터뷰를 요약한 것이다.

"요즘 정치가들은 중환자실 집중 치료에 대해 인공호흡기를 더 많이 구입하고 중환자실 병상을 제공하는 매우 일방적인 방향성을 제시한다. 그러나 우리는 중증 COVID-19 환자들의 대부분이 여러 기저질환을 앓고 있던 고령 환자라는 것을 기억해야 한다. 그들 중 40%는 요양시설에서 온 환자들이다. 이 환자들은 이전에 보통 집중 치료보다는 완화치료를 받아 왔다. 하지만 이제 새로운 질병으로 진단을 받고 나서 이들 전체가 중환자로 바뀌었다."

그는 중국의 연구에 따르면 이러한 환자의 97%가 최대한의 치료(인공호흡기 포함)에도 불구하고 사망했다고 지적한다. 생존자 중 일상생활로 돌아갈 수 있었던 사람은 극소수뿐인데, 이들 중 상당수는 중증 장애를 안고 퇴원했다. 노인 대부분이 위험을 무릅쓰기를 거부하는 상황들이다.

그는 위독한 환자들에게 자신의 상태에 대해 공개적으로 진실을 말해주어야 한다고 말한다. 그들이 어떤 과정을 밟기를 원하는지, 즉 격리된 중환자 치료를 받을지, 혹은 사랑하는 사람과 함께하면서 증상 치료를 받을지 스스로 결정하도록 해야 한다. 개인의 의사가 최우선 순위를 가져야 한다. 뵌스 박사는 대부분의 사람이 두 번째 선택권을 선호할 것이라고 확신한다.

조치가 적절했는가?

SARS-CoV-2가 킬러 바이러스가 아니라는 것과 새로운 감염이 기하급수적으로 증가하지 않으리라는 것은 꽤 일찍부터 명백해졌다. 바이러스를 억제하려는 시도의 대가는 터무니없이 비싸다.

정부가 제대로 한 일은 무엇인가?

저자들은 이 질문에 대한 답을 하지 않았다. 그들은 독자의 응답을 기대한다.

정부는 무엇을 잘못했는가?

- 정부는 존재하지 않는 국가적 우려의 감염병 유행을 선포했다.
- 정부는 시민의 권리를 박탈했다.
- 정부는 증거에 근거한 결정 대신 자의적으로 결정을 내렸다.
- 정부는 의도적으로 공포를 퍼뜨렸다.
- 정부는 무분별한 봉쇄조치와 마스크 착용을 강요했다.
- 정부는 경제를 황폐화하고 생계를 파괴했다.
- 정부는 의료시스템에 혼란을 초래했다.
- 정부는 대중에게 엄청난 고통을 주었다.

정부는 무엇을 했어야 하나?

총리와 장관들이 취임 선서를 할 때 엄숙하게 선언했던 대로 해야 했다: "나는 독일 국민의 복지를 위해, 이익을 더욱 증진하고, 피

해를 예방하고, 헌법과 연방 법령을 보존하고 방어하고, 나의 의무
를 성실히 이행하고 모든 사람에 대한 정당한 대우를 실천하기 위해
내 힘을 사용할 것을 맹세한다."

5

부수적 피해들

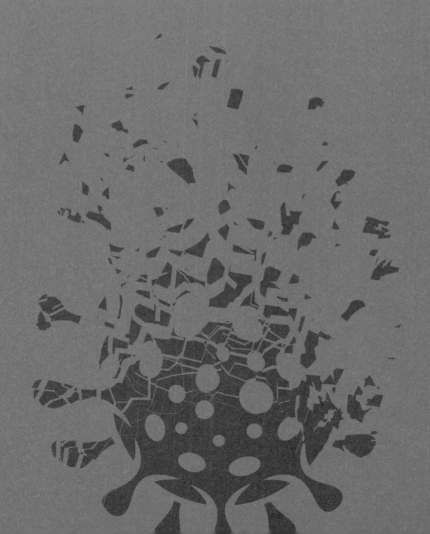

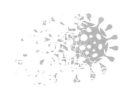

 '진정한 보건 계획The True Health Initiative'의 회장 데이비드 L. 캐츠
David L. Katz 박사는 3월 20일 "코로나바이러스와의 싸움이 코로나바
이러스가 가져오는 질병보다 더 심각한 것 아니냐"고 질문했다. 바
이러스가 일으킨 질병과 더 효과적으로 싸우는 다른 구체적 방법은
없는가? 발생할 수 있는 온갖 부수적인 피해에는 어떤 것들이 있는
가? 라는 의문을 제기했다.

 스콧 아틀라스Scott Atlas 스탠퍼드대 교수는 한 인터뷰에서 "COVID
−19를 완벽하게 차단해야 한다는 잘못된 인식으로 인해 전체 의
료 분야에 재앙과 같은 상황이 일어났다"라고 말했다. 코로나바이러
스로 인한 병 자체가 가벼운 것임에도 불구하고 그에 비해 사람들
이 가진 두려움은 비합리적이라고 했다. 그는 코로나바이러스에 대
한 검사는 일반 인구집단에서는 할 이유가 없으며, 병원이나 요양
원에서 필요한 경우에만 실시해야 한다고 했다. 4월 말, 아틀라스는
"데이터 안에 답이 있다−공황 반응과 완전한 격리를 멈추라"는 논

문을 발행했다.

독일 의회의 책임자인 볼프강 샤이블^{Wolfgang Schauble}은 모든 것이 단지 절대적인 생명 보호에만 종속되어서는 안 된다고 말했다.

"우리에게 절대적인 가치를 지니는 것이 있다고 한다면, 그것은 침해할 수 없는 인간의 존엄성입니다. 하지만 인간의 존엄성은 우리의 죽음을 통해 이룰 수도 있는 것입니다."

이 발언에 대해 언론들은 일제히 혐오하는 반응을 보이면서 "인간의 존엄성 대 인간의 생명, 누가 상호 균형을 이룰 수 있다는 말인가"라고 응수했다.

많은 사람이 아직도 우리가 양쪽을 모두 희생했다는 것을 이해하지 못하고 있다.

의미 없는 조치를 지지하는 사람들은 모든 사람이 가능한 한 오래 살 권리가 있다고 주장한다. 비록 바이러스가 우리의 인내심을 한계에 다다르게 하는 상황을 만든다 해도 그 조치들은 잘못된 것이다. 만일 바이러스가 없었더라면, 고인은 몇 달 혹은 심지어 몇 년 더 살았을지도 모른다.

타인의 생명이 위태로울 경우 우리 개개인의 욕망과 생리적 요구를 어느 정도 희생하는 것은 도덕적 의무다. 경제는 회복할 수 있지만 죽은 사람은 회복할 수 없다. 열렬한 지지자들과 함께 밤낮으로 외쳐진 메르켈의 주문은 "어떤 대가를 치르더라도 우리 시민의 건강을 지키는 것이 최고 목표로 남아야 한다"는 것이다.

메르켈의 말은 아주 고귀하게 들릴지 모르지만, 공공복지의 본질을 전혀 이해하지 못하고 있는 것이다. 다음의 수치들은 이미 제시되었던 것이지만 그 중요성 때문에 반복해서 사용할 것이다.

이번 바이러스가 유행한 기간 내내 바이러스로 인해 혹은 바이러스와 관련하여 사망한 80세 이상 노인의 비율은 10만 명당 10명이 최고 수치이다. '진정한 의미로' COVID-19로 인한 사망자의 수는 1만 명당 최고치로 1~2명을 넘지 않는다. 가혹한 조치들로 정말 얼마나 많은 인간의 생명이 연장되었단 말인가? 만 명당 2~4명 정도? 아니면 4~8명 정도? 확실히 그 이상일 수는 없다. 엄청난 대가를 지불하고 있지만.

보건의료 시스템의 부수적 피해에 대한 분석을 취합한 GMI 직원 1명이 정직 처분을 받았다. 정부는 이 사태에 관심이 없다. 인간의 생명을 대신해서 놓을 수 있는 것은 그 무엇도 없다. 그러나 경제가 완전히 무너지고, 그래서 인간 존재의 끝을 직면해야 한다면, 국민을 위한 건강과 복지의 결과가 무엇이란 말인가.

경제적 여파

경제적 어려움이 모든 나라를 강타할 것이다. 세계 경제에 위기가 올 것이며, 5억 명의 사람들이 빈곤해질 것으로 UN은 발표했다.

미국 연방준비제도^{Fed}(연준)는 미국 경제실적이 최대 30%까지 급락할 것으로 예상하고 있다. 제롬 파월^{Jerome Powel} 연방준비제도이사회 국장은 실업률이 20~25% 증가할 것으로 내다보고 있다. 거의 3650만 명이 일자리를 잃었다.

옥스퍼드경제연구소의 그레고리 다코^{Gregory Daco} 미국 수석 이코노미스트는 "미국 경제 역사상 가장 충격적으로 일자리가 감소했다"고 말한다. EU 집행위원회는 유럽에서 역사적으로 유례없는 규모의 심각한 경기 침체를 예상하고 있다. EU의 전망에 따르면, 유럽 경제는 7%의 하락세를 보일 것이며 내년에도 완전히 회복되지는 않을 것이다.

독일에서도 경제가 무너지기 시작하고 있다. 3월 하반기 이후 평상시 경제실적의 80% 수준으로 낮아졌다. 노동시간 단축으로 인한 보상 지급 명부에 이미 독일 노동자 천만 명이 현재 등록되어 있다. 단시간 근로 지원이 없었다면, 실업률은 미국과 비슷하게 급격히 증가했을 것이다. 4월에 우리는 '단지' 30만 명의 추가 실업자만 발생했다. 그러나 이 상황은 이 이야기의 끝이 아니며, 결코 이대로 끝나지 않을 것이다.

독일 정부는 안전망을 짜고 있다고 허세를 부리고 있다. 그러나 '독일 역사상 가장 위대한 구제책'이라 칭찬받을 이 조치는 현재 부수적인 여러 피해를 정당화하는 데 도움이 될 뿐이다. 지금 제공되고 있는 구조 패키지는 현재까지 발생한 피해에 비하면 터무니없는 수준이다.

수많은 사람들이 안전망을 뚫고 추락하고 있다. 존재는 파괴되고 있으며 생명을 잃어가고 있다. 그리고 존재와 생명은 안전망으로 인양할 수 없는 상태이다.

의료시스템의 붕괴

* 병에 걸린 많은 사람이 '킬러 바이러스'에 걸릴까 봐 병원에 가는 것을 두려워하고 있다.
* 종종 나이 든 노인 환자들은 COVID-19 환자를 구하기 위해 싸우고 있는 의사들에게 '부담이 되지 않으려'는 선택을 한다.
* 건강 검진이 필요한 환자들은 대부분 거절당했고, 관련 의료 프로그램들은 취소되거나 연기되었다.
* 건강 검진은 실시되지 않았다.
* 병원에서는 '코로나바이러스 환자'를 수용할 능력을 확보하기 위해 수술을 연기했다.
* 여성과 아동을 대상으로 한 가정폭력이 증가했다.
* 자살 건수가 증가했다

마약과 자살

2008년 금융위기 이후 세계 각국에서 자살자 수가 증가했다. 국민보건그룹 웰빙신뢰재단National Health Group Well Being Trust에 따르면 실업, 경제적 몰락, 절망은 7만 5천 명의 미국인을 약물 남용과 자살로 몰아넣었다. 호주 정부는 자살률이 50% 늘어날 것으로 평가하고, '코로나 바이러스로 인한 사망자'보다 자살자의 수가 10배에 이를 것으로 추산하고 있다. 실업과 빈곤은 독일에서도 자살률을 눈에 띄게 높일 것으로 예측된다.

심근경색과 뇌졸중

실업은 흡연, 당뇨병, 고혈압에 버금가는 수준까지 심근경색증의 위험을 증가시킨다. 그런데 심근경색증 환자는 모두 어디로 사라졌을까? 응급실 입원은 전월 대비 30% 감소했다. 환자들이 기적적으로 완치되었기 때문이 아니라 병원에서 치명적인 바이러스에 걸릴까봐 두려웠기 때문이다. 치명적인 심근경색의 전조 증상이나 병원에서 주의 깊게 관찰되어야 할 증상들이 무시되기도 했다.

"가장 위험한 상황이 진행되고 있다······ 현재 응급실에는 가벼운 전조 증상으로 찾아오던 환자가 50% 줄었다"라고 하나우Hanau의

신경과 클리닉 책임 의사인 스벤 손케^{Sven Thonke}는 신문과의 인터뷰에서 말했다. 뇌졸중 발병이 임박한 많은 환자는 초기에 어지럼증, 언어장애, 시각장애, 근육 약화와 같은 가벼운 증상을 일으킨다. "현재 응급실에는 가벼운 증세를 보이는 환자가 50%가 줄었다"라는 손케의 말에 주목해야 한다. 생명에 크게 위협이 되는 치명적인 상태에서만 병원에 오기 때문에, 바로 응급상황에 대처해주지 않으면 더 위험한 상황이 벌어지게 된다.

다른 질환들

AOK(독일의 건강보험회사) 과학연구소에 따르면 4월 들어 호흡기 질환 51%, 소화기 질환 47%, 손상 및 중독 질환 29% 등 환자들이 크게 줄었다.

그러나 암환자에 대한 돌봄은 재앙 수준으로 악화되었다. 종양 치료의 모니터링은 더는 높은 수준에서 수행되지 않았다. 약물 임상시험이 연기되거나 취소되었다. 환자들은 고통을 견디며 다음 예약을 기다려야 했다.

죽음에 대한 두려움과 함께 자신에게 남은 시간이 얼마인지 묻는 시간이었다.

수술 취소

전 세계적으로 팬데믹의 첫 12주 동안 3천만 건의 수술이 연기되거나 취소되었다. 2018년에는 한 달 평균 140만 건의 수술이 이뤄졌었다. 2020년 3월, 4월, 5월에 전체적으로 예정된 수술의 50~90%가 연기되거나 시행되지 않았다. 이는 평소에 수행되었을 최소 200만 건의 수술이 이루어지지 않은 것이다. 그 결과는 분명 심각할 것이다.

노인에게 일어난 일들

독일에서는 매일 80세 이상의 노인 1천여 명이 사망한다. 고령의 노인들이 COVID-19로 죽는 것을 방지하기 위해 과감한 조치를 취하기도 하지만, 노인들이 누리는 삶의 가치를 낮추기도 한다. 현재 취해진 조치는 노인들의 기대수명을 침해하는 결과로 나타날 것이다.

삶의 질

많은 친구가 이미 세상을 떠났고, 몸은 예전처럼 움직이지 않을 때, 인생이란 며칠, 몇 년을 더 사는 문제가 아니라 의미 있고 가치 있는 삶을 사느냐의 문제로 떠오른다. 가치 있는 삶을 살려면, 사회적 접촉과 함께 운동, 활발한 활동, 레크리에이션, 휴가, 방문, 쇼핑을 누리고 정기적으로 사우나나 헬스 클럽을 방문하거나 매일 카페를 가는 일 등을 해야 한다.

그런데 갑자기 카페뿐 아니라 다른 모든 장소가 문을 닫으면 어떻게 될까? 옛 친구의 방문도, 사교 행사도 이제는 사라지고 없다. 방문자 또한 없다.

외로움과 고립감

사회적 네트워크가 제대로 작동하면 노인을 외로움으로부터 보호해준다. 독일 노인 중 5~20%가 외로움과 고립감을 느낀다. 기관이 폐쇄된 뒤 거의 모든 사람과의 접촉이 몇 달 동안 중단되었고, 이 단절은 분명 외로움과 고립감을 악화시켰을 것이다. 도움 없이 집을 나설 수 없는 이들을 위해 요양기관들은 노인을 돕는 사회집단과 연결해서, 주 1회라도 외출했다가 안전하게 집에 데려다주고 있다. 횟수가 충분하지는 않아도 다른 사람과 함께 있는 경험은 아주 중요한데, 이제 그런 지원이 없다면 노인에게 큰 악영향을 끼치게 된다.

생애 말기 케어

그렇다, 사람들 모두가 오래 살 권리가 있다. 하지만 동시에 인생의 막바지에 접어든 모든 사람은 자신이 어떻게 죽음을 맞이할 것인지에 대해 결정할 권리도 가진다. 사람들 대부분은 종말을 두려워하지 않는다. 시간이 다가옴에 따라 사람들은 세상에 대한 애착을 버리고, 마지막 여행을 기꺼이 떠나게 된다.

'노인'에 관한 이야기를 나누고, 노인을 보호할 도덕적 책무를 이야기할 때의 배경 사진들은 유람선에서 인생을 즐기는 노인들의 모습인 경우가 많다. 하지만 현실적으로 노인들은 생애 마지막 단계에서 여기저기 아픈 경우가 허다하다. 며칠, 몇 주, 몇 달 동안 침대를 떠나지 못하는 사람들. 종양이 전신에 퍼져서 통증이 계속되는 사람들. 이제 무엇인가를 계속할 수 없고 아마도 더는 계속하고 싶지도 않은 사람들. 때로는 고통에서 벗어나기 위해 죽음만을 기다리는 사람들.

은퇴 후 요양원에서 지내는 고위험군 노인들을 보호하는 조치를 취할 때, 스스로 내리는 생애 마지막 결정에 최우선권을 주어야 한다. 사람들 대부분은 사랑하는 사람이 코로나바이러스를 가지고 올 것인지에 신경 쓰지 않는다. 누군가가 손을 잡고 과거에 대해 이야기하고, '당신을 사랑해, 그리고 잘 가'라고 속삭여주길 바란다.

아무 잘못도 없고 취약한 아이들

노인처럼 아이들은 사회에서 가장 취약한 그룹이며, 그래서 아이들을 잘 돌보는 것은 우리의 의무이다. 전 세계 수백만 명의 어린이들이 코로나바이러스 대책으로 인해 극심한 고통을 겪고 있다.

코넬리어스 윌리엄스^{Cornelius Williams} 유니세프 아동보호연맹 대표는 "코로나바이러스는 실제 감염된 어린이보다 그렇지 않은 많은 어린이와 가족을 더 공격하고 있다"라고 말했다.

정신적 스트레스

아이들은 사회적 접촉이 없으면 잘 자랄 수 없다. 할머니와 할아버지, 이모와 삼촌, 그들의 가장 친한 친구 등 주요 사람들과 만날 수 없고, 학교가 폐쇄되고, 운동장에는 들어갈 수 없고, 경기장이 문을 닫을 때, 아이들의 삶은 혼란스럽다. 사회 윤리학자들은 아이들이 또래와 접촉하는 것이 얼마나 중요한지를 지적한다.

교육 결핍

아이들은 교육받을 권리가 있다. 독일 교사 협회의 추산에 따르면, 학교 폐쇄로 인하여 학생들 수백만 명이 학업에서 뒤처지고 있다. 독일 교사 협회 회장인 하인츠-피터 메이딩거^{Heintz Peter Meidinger}는 빈곤 가정 출신 학생과 사회적 배경이 어려운 학생들 중심으로 약 300만 명이 교육의 결핍을 겪고 있다고 보았다.

신체적 폭력

수만 명의 어린이들이 매년 폭력과 학대의 희생자가 되고 있다. 2018년 범죄 통계에 따르면

- 매주 3명의 아이들이 신체 폭력으로 인해 죽는다.
- 매일 10명의 아이들이 신체 또는 정신 학대를 당한다.
- 매일 40명의 아이들이 성 학대를 받는다.

그리고 이것은 물론 알려진 사례일 뿐이다. 당신은 코로나바이러스 시대의 상황을 상상할 수 있는가?

- 부모가 스트레스를 받을 때, 직장을 잃고 재정적 파탄에 직면할 때?
- 말다툼과 불평불만이 일상화될 때?
- 더불어 술 소비도 증가할 때?
- 탈출구가 없는 상태로 아이들이 매일 집에 있을 때?

학교에 가지 않게 되면, 위험에 처한 아이들을 보호하는 중요한

역할을 하는 교사들이 곁에 없다. 그렇다면 도움이 필요한 상황이 생길 때, 누가 아동복지국에 통보해야 하는가?

정부의 아동학대방지위원회 위원장 하네스 빌헬름 뢰리그Johannes-Wilhelm Rorig는 현재 경고를 보내고 있다. 주변으로부터 격리되었던 중국 우한에서 아이들이 '집안에 갇혀 있는' 동안 가정폭력이 3배 이상 늘었다는 보고가 있었다. 이탈리아나 스페인에서도 '비슷하게 놀라운 숫자'의 가정폭력이 있었다.

빈곤층에 미친 여파

독일의 많은 국민은 코로나바이러스로 인한 위기 동안 집과 정원을 다시 가꿀 기회를 얻었다. 재택근무는 가정 안의 장비로는 절반의 효과를 내기도 어려웠고, 인터넷은 아주 느렸다. 실제로 중산층, 부유층은 그리 나쁘지 않았다. 실업수당을 신청하는 이웃도 재기하고 회복하지 않을까 생각한다.

이보다 더 큰 걱정을 하는 경향도 있지만, 대부분 거기까지다. 많은 경우 극빈층의 사람들이 아주 심각하게 영향을 받고 있음을 알지 못한다. 지금 셀 수 없이 많은 사람의 존재와 삶이 위협받고 있다는 사실에 눈을 감으면 안 된다.

실존적 결과

인도에서 수억 명에 이르는 일용직 노동자들은 코로나바이러스로 인한 규제로 삶을 강탈당하기 전까지는 그래도 근근이 살아가고는 있었다. 하지만 이제 그들은 생존할 수단이 없어졌다. 코로나바이러스로부터는 보호되지만, 차례로 굶어 죽게 생겼다.

아프리카의 많은 국가에서 코로나바이러스 봉쇄는 경찰과 군대에 의해 잔인하게 시행되었다. 길거리에 얼굴을 보이는 사람은 매를 맞는다. 아이들은 보통 학교에서 제공하는 한 끼를 먹고 지냈는데, 집에서 나가는 것이 금지되었다. 그들 역시 굶을 수 있다.

지난 4월 말 데이비드 비즐리^{David Beasley} 유엔 세계식량계획^{WFP} 사무총장은 유엔 안전보장이사회 앞에서 "코로나바이러스 때문에 세계가 '엄청난 굶주림의 팬데믹'에 직면할 위험이 있다"라고 경고했다. 그는 "봉쇄와 경기 침체가 서민들의 급격한 소득 감소로 이어질 것으로 예상한다. 여기에 해외로부터의 재정 원조가 줄어들어 아이티, 네팔, 소말리아 같은 나라들을 강타하게 될 것이다. 관광 수입이 국민소득의 47%를 차지하는 에티오피아와 같은 나라들도 불행한 결말을 맞게 될 것이다"라고 말한다.

의료 및 보건에 대한 결과

극빈국에서 의료는 소수만이 누릴 수 있는 사치품이다. 최근 몇 년간의 진보와 긍정적인 발전이 이제 붕괴 위험에 처해 있다.

많은 나라에서 홍역 예방접종 캠페인이 중단되었다. 서양에서는 홍역이 좀처럼 사망을 일으키지 않지만 가난한 나라에서는 감염자의 3~6%가 사망하고, 생존자는 평생 장애를 안고 가는 경우가 많다. 홍역 바이러스로 인해 콩고 공화국에서 6천5백 명의 어린이가 사망했다고 주장했다. 짐바브웨는 2003년과 2013년 사이에 연간 말라리아 감염을 인구 천 명당 155명에서 22명으로 줄이는 데 성공했었다. 하지만 현재, 짧은 시간 내에 130명 이상의 사망자와 13만 5천 명의 감염자가 발생했다. 전체 사망자의 3분의 2는 5세 이하의 어린이였다.

WHO에 따르면 사하라 이남 아프리카 지역의 말라리아 사망자는 2020년 76만 9천 명으로 2018년의 두 배가 될 것으로 예측한다. 만약 그렇다면, 그들은 다시 20년 전의 '사망 수준'으로 되돌아가는 셈이다. 이러한 재앙은 현재 살충제 처리된 모기장을 적절히 나눠줄 수 없다는 현실 때문이다.

짐바브웨의 말라리아 사망과 콩고의 홍역 사망은 아프리카 대륙에 잠재된 위험의 전조일 뿐인가?

요약

규정된 조치들로, 정부는 앞으로 며칠, 몇 달, 어쩌면 몇 년 안에 우리를 떠날 사람들의 생명을 연장할 수 있을까? 어쩌면, 아닐 수도 있다. 현재의 조치들로 많은 생명을 구했는가? 그렇지 않은 것이 확실하다. 감염병 유행이 시작된 이후에야 조치가 시행되었기 때문이다.

한 가지는 확실하다. 이 조치로 말미암아 생겨난 헤아릴 수 없는 슬픔은 말이나 숫자로 표현하기 어려울 정도이다.

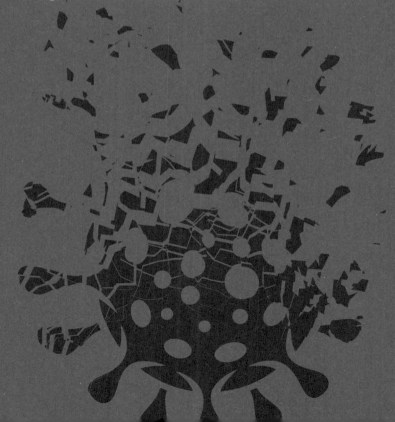

6

비교적 잘 대처한
다른 나라는
무엇을 했는가?
| 스웨덴이 모델이 될 수 있는가? |

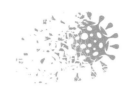

우리는 매일 감염의 '가짜-기하급수적' 확산에 대한 강의를 받고, 과감한 조치가 엄격히 시행되지 않으면 보건체계가 무너질 것이라는 생각으로 이야기를 해왔지만, 일부 국가는 다른 길을 택했다. 그들은 통행금지를 정하지 않고 식당, 헬스 클럽, 도서관 등을 대중에게 개방했다. 바로 스웨덴이 그 대표적 사례다.

신종 플루 때 저지른 실수를 다시 반복하지 않기로 한 면역학자 안데스 테그넬Anders Tegnell 교수와 그의 전임자이자, 감염 초기의 근거 기반 조치만이 의미가 있다고 여기는 요한 기제케가 있다. 두 사람 모두 봉쇄조치는 무의미할 뿐 아니라 오히려 위험하게 만들 수 있다고 판단했다. 기제케는 한 인터뷰에서 이렇게 말했다.

"진정한 과학적 근거를 가진 조치는 두 가지뿐이다. 하나는 손씻기이다. 150년 전 이그나츠 젬멜바이스Ignaz Semmelweis가 알려준 것이다. 다른 하나는 사회적 거리두기이다. 많은 유럽 정부들이 취한 조치들은 과학적 근거가 없다. 예를 들어 국경을 닫는 것은 쓸모없고 도움이 되지 않는다. 또 휴교도 실효성이 입증된 적이 없다."

과학적인 관점에서, 휴교는 정말 의미가 없는 것으로 알려져 있다.

하지만 시민들의 개인적 책임감과 정보 제공 및 교육 캠페인을 기대하는 것은 의미 있는 일이다. 시민들은 자신을 보호하는 방법에 대해 알게 되었고, 두려움에 사로잡히지 않았고, 공황 상태도 감금 상태도 없었고, 벌금에 대한 위협도 없었다. 자유에 대한 엄청난 제약도 없이 그들은 그렇게 했다.

마이크 라이언Mike Ryan WHO 집행위원장은 코로나바이러스와의 싸움에서 스웨덴을 '역할 모델'이라고 불렀다. 부인할 수 없이, 스웨덴은 많은 일을 올바르게 했다. 그러나 이웃 국가들은 그 나라를 혐오와 반감으로 대했다. 독일 언론은 스웨덴의 방식을 맹비난했다.

- 스웨덴의 특별한 접근 방법은 분명히 실패하고 있다 (Deutsch-landfunk, 2020년 4월 4일)
- 결과를 예측할 수 없음 – 10% 사망률 : 코로나바이러스 위기 중 스웨덴의 느슨하면서 특별한 접근이 실패할 위기에 처해 있다(Focus, 2020년 4월 17일)
- 코로나바이러스 – 스웨덴은 재앙으로 치닫고 있는가(RND, 2020년 4월 24일)

정치인들도 말을 쏟아부었다.

칼 라우터바흐^{Karl Lauterbach}(SPD)는 무책임하게 행동하는 스웨덴 남녀를 고소했다. "거칠게 말하자면, 이미 많은 노인이 희생돼서, 카페들이 문을 닫을 필요도 없었다."

바이에른주의 주지사 마르쿠스 소데르^{Markus Soder}는 다음과 같이 말했다.

"이 자유주의 방침은 매우, 매우 많은 희생자를 요구한다."

사실, 스웨덴에서의 감염병은 다른 나라와 비슷한 과정을 밟았다.

함부르크^{Homburg}는 한 인터뷰에서 이렇게 말했다.

"자신들의 잘못된 정책과는 정반대의 사례가 있다는 것에 대해 어떤 대가를 치르더라도 인정하고 싶지 않은 것 같다. 스웨덴이 선택한 노선에서 벗어나게 하려고 가짜뉴스를 연이어 만들고 여러 수단을 동원했다. 그러나 스웨덴은 자신의 노선을 그대로 유지했다."

독일에서 이런 방식이 가능할 수 있었을까? 시민의 개인적 책임 의식에 맡기고 정보를 주는 캠페인에 의지하면서 버티자고 할 수 있었을까?

가장 좋은 반론은 스웨덴의 인구밀도이다. 스웨덴은 제곱킬로미터당 23명의 주민이 거주하고 있어 독일보다 약 10배 정도 인구밀도가 낮다. 그래서 스웨덴은 가능하지만, 독일에서는 가능하지 않다고 주장할 것이다.

아이슬란드 또한 스웨덴과 같은 길을 걸었다. 아이슬란드도 봉쇄 없이 코로나바이러스 위기를 극복한 또 다른 좋은 예다. 1,800명의 감염자 중 거의 모두가 회복되었고, 10명만이 COVID-19 사망자로 등록되었으며, 극단적인 봉쇄도 없었다. 많은 식당과 학교들이 문을 연 채로 있었고 20명까지 모임이 허용되었다.

사실 아이슬란드 또한 인구밀도가 낮다. 대신 750만 명의 거주자와 제곱킬로미터당 6,890명의 인구밀도를 가진 홍콩을 보기로 하자.

정말 놀랍다. 여기도 가능했다. 즉 스웨덴이나 아이슬란드보다 조금 더 제한하긴 했지만, 그럼에도 완전한 봉쇄조치는 아니었다. 아니면 일본(주민 1억 2600만 명, 제곱킬로미터당 인구밀도 336명)이나 한국을 보자.

일본과 한국은 중국에 인접한 나라들로서 가장 먼저 유행의 영향을 받은 나라이다. 중국의 가혹한 조치나 유럽과 미국의 주요 도시에서 광범위한 집단 격리가 이루어진 것과는 대조적으로 일본에서는 인구의 대부분이 규칙적인 생활을 이어갔다. 식당들은 큰 재난 없이 문을 연 채로 있었다. 일본은 코로나바이러스 감염의 수가 매우 적은데, 아마도 이는 그들이 많은 검사를 하지 않았기 때문일 것이다.

이제, 우리는 감염자 수가 중요하지 않다는 것을 안다. 따라서 정말 중요한 문제, 즉 사망자 수를 살펴보도록 하자. 이 역시 극히 낮다. 일본이 많은 잘못을 저질렀을 리 없다!

일본과 대조적으로 한국은 다른 어느 나라보다 검사를 많이 했지만, 대중의 생활을 봉쇄하는 조치는 모두 피할 수 있었다. 어떤 도시도 통제되지 않았고, 통행금지 조치도 시행되지 않았다. 공공기관 대부분, 가게, 식당, 카페 등이 문을 연 것으로 나타났다. 한국은 1) 국민에게 알리고 2) 검사와 동선 추적에 집중했다. 특별하게 만들어진 드라이브스루센터, 감염자 행방을 추적하는 앱에 의해 철저한 투명성이 확보되었다.

스웨덴, 아이슬란드, 홍콩, 한국, 일본 – 이 모든 사례와 공인된 전문가들이 지금까지 말한 바와 같이, 봉쇄는 필요하지 않았다. 봉쇄는 엄청난 사회적, 경제적 피해를 초래한다. 그것은 가능한 어떤 이익도 정당화할 수 없다. 그렇다면 혜택은 전혀 없었는가?

봉쇄는 이점이 있는가?

WHO는 2019년 말 향후 팬데믹이 발생할 경우 취해야 할 각종 대책을 설명하는 문서를 발간했다. 현재 우리가 알고 있는 것처럼 팬데믹 시기의 가장 중요한 목표는 신규 감염자 수를 줄여서 '평평한 곡선을 만드는flattened curve 것'임을 밝혔다.

다른 여러 조치는 감염 초기부터 적합하지 않아 '퇴출'해야 하는 것으로 고려되고, 또 그런 조치들은 어떤 상황에서도 권장되지 않는다고 되어 있다.

흠, 그럼 왜 모든 일이 이렇게 진행된 것인가?

만약 가능하다면, 자외선 노출도 하고, 열대지방 이상으로 습도를 높이는 방법까지 썼을까?

WHO는 우리에게 절대 해서는 안 될 조치들에 대해 말하고 나서, 계속해서 다른 조치들을 설명했다. 즉 예를 들어 봉쇄와 같은 조치가 더 추천할 가치가 있는 것처럼 보이게 했다. 부록에는 그 조치들이 과학적 근거가 없다는 주석이 숨겨져 있었다.

몇몇 비판적인 과학자들은 일찍부터 봉쇄가 잘못된 방법이라는 결론에 도달해 있었다. 노벨상 수상자인 마이클 레빗^{Michael Levitt} 교수도 목소리를 높였다. 그는 봉쇄를 '거대한 실수'로 간주하고, 취약계

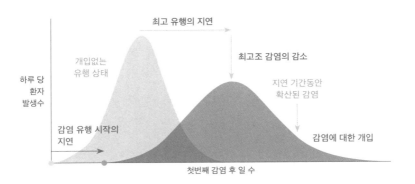

층 보호를 목표로 하는 보다 적절한 조치를 요구했다.

그럼에도 대부분의 나라들은 중국을 '역할 모델'로 따랐다. 이탈리아는 온 나라를 3월 10일부터 가택 체류 명령으로 완전히 격리시켰다. 비상사태, 중요 업무지시, 미룰 수 없는 일에만 예외를 두었을 뿐이었다.

6천만 명의 사람들이 가택 연금되었고 두 달 내내 거리는 텅 빈채로 남겨졌다. 스페인, 프랑스, 아일랜드, 폴란드 등의 나라들도 이와 비슷한 조치를 택했다.

어떤 효과가 있었을까? 유행은 끝났으니 사망자 수를 살펴보자. ‒ 잘못된 계산법과 사례 정의로 인해 수치가 전반적으로 부풀려졌다는 것을 명심하라.

봉쇄조치를 취한 나라에서는 사망자가 더 적었는가?

봉쇄조치를 시행했던 일부 유럽 국가의 주민 백만 명당 사망률(알파벳순, 처음 13개 열)을 살펴보면 그 수치에 상당한 편차가 있다는 것을 알 수 있다. 중위수는 약 340(표준 편차가 있는 평균)이다. 그러나 독일과 다른 유럽 국가에서 매년 발생하는 백만 명당 1만 명의 사망자와 비교하면 낮은 수준이라는 것을 알 수 있다.

그리고 코로나바이러스 수치는 엄청나게 과장되어 있는데, 왜냐하면 대부분은 명확하게 바이러스가 직접적인 원인이라기보다는 바이러스로 인해 다른 질병과 함께 죽는 죽음까지 포함되었기 때문이다. 현실적인 숫자에 도달하려면 그것들을 적어도 5로 나누어야 한다고 본다. 그래서 수치의 변동은 큰 의미가 없다.

많은 요인에 의해 야기된 호흡기 감염병들은 대개 돌풍처럼 휩쓸고 지나가며 나무에 달린 이파리 1만 개 중 20개 또는 100개를 날

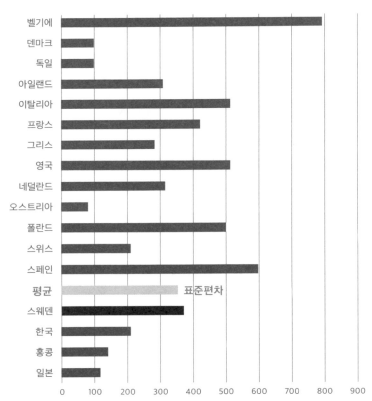

인구 백만명당 사망자수

려버리는 게 보통이다. 모든 상실은 슬프고, 또 대부분 운명적이다. 돌풍이 불 때, 적절한 예방 조치를 적용해서 다른 나뭇잎들까지 휩쓰는 부수적 피해를 입지 않도록 해야 한다.

언론은 스웨덴의 자유주의 노선이 높은 대가를 치를 것이라고 끈질기게 강조했다.

실제로 우리는 봉쇄조치를 하지 않은 스웨덴이 봉쇄조치를 한 나라들과 비교했을 때 수치상 크게 다르지 않다는 것을 알 수 있다. 한국, 일본, 홍콩 역시 소위 '코로나 사망'이 눈에 띌 정도로 많지 않다. 예측과 정반대인 경우다.

따라서 우리가 알아야 할 것은 봉쇄조치를 하지 않았던 나라들이 모두 파국으로 치닫지 않았다는 사실이다.

우리는 COVID-19가 기저질환이 있는 노인 환자들에게 치명적인 경과로 진행된다는 것을 알고 있다. 다음의 중요한 질문은 이 질문이다.

고위험 집단은 봉쇄된 국가에서 더 잘 보호되었는가?

간단히 대답하면 "아니오"이다.

어느 나라에서나 '코로나바이러스 피해자'의 절반가량이 요양시설과 고령 은퇴자 주택에서 숨졌다. 서구 국가에서는 이 수치가 30%에서 60%까지 다양하다. 아일랜드(60%), 노르웨이(60%), 프랑스(51%)

처럼 상대적으로 극단적인 봉쇄를 취했던 나라 중 스웨덴(45%)보다 나은 수치가 없다. 요양원은 일반적인 봉쇄조치를 할 수 없는 특정한 보호조치가 필요하다.

윤리적 규칙과 규정을 잘 따르는 취약한 집단을 진정으로 보호할 수 있는 합리적인 개념이 있어야만 문제를 해결할 수 있을 것이다.

봉쇄조치를 즉각 중단하면 심각한 결과를 초래할까?

체코를 보자. 3월 16일 야간 통행금지의 시행과 함께 시민들은 오직 출근, 식료품 쇼핑, 의사 진찰, 공원 산책의 경우에만 외출을 할 수 있게 되었다. 하지만 다른 모든 곳과 마찬가지로, 봉쇄는 감염의 확산을 막을 수 없었다. 법원의 결정으로 그 조치들은 4월 24일에 철회되어야만 했다.

새로운 감염과 치명적인 사상자의 물결이 있었는가? 오! 정말 그렇게 보였다. 체코 공화국은 전 세계가 두려워하는 시나리오인 COVID-19 감염의 두 번째 파도를 겪고 있는가? 당연히 그렇지 않다! 검사 횟수가 증가했다.

이 데이터들은 바이러스가 사라지고 있을 때 나타나는 위양성 판정이 '새로운 환자'의 수로 얼마나 부적절하게 오도되고 있는지를 보여준다. 이는 하루 사망자 수를 보면 확인할 수 있다. 잠복기에 따

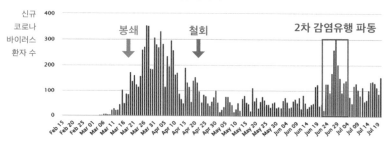

체코의 신규 환자 수

신규 환자 수

신규
코로나
바이러스
환자 수

봉쇄 · 철회 · 2차 감염유행 파동

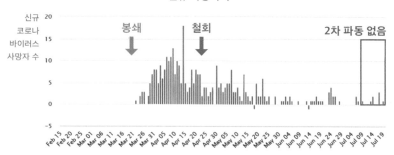

체코의 신규 사망자수

신규 사망자 수

신규
코로나
바이러스
사망자 수

봉쇄 · 철회 · 2차 파동 없음

른 대응 지연으로 7월 중순(직사각형)에는 상당한 증가가 있었다. 그러나 그 수는 계속 줄어들었고 체코에서 감염병은 거의 조용해졌다.(Worldometers, 2020년 7월).

많은 나라에서 또 다른 '감염의 파도'라는 빤한 시나리오가 논의되고 있다. 이는 종종 시민의 두려움을 유지하고 무분별한 조치를 연장하는 데 악용된다.

사실, 감염병은 기본적으로 유럽 전역에서 유사한 경로를 따랐고, 봉쇄의 영향은 전적으로 부정적이었다.

다만, 이스라엘 등 일부 국가에서는 현재 하루 사망자 수가 두 번째로 증가하는 것으로 보인다. 미디어는 공포의 제2 감염 물결에 대한 뉴스를 즐기는 듯 보인다. 그러니 더는 바보가 되면 안 된다.

면밀하게 보고 정보를 잘 살펴야 한다. 숫자가 보도되면 항상 지역 거주자 수, PCR 검사 횟수, 평균 총사망자 수와 연관하여 탐색해야 한다.

만일 이스라엘처럼 SARS-CoV-2 PCR 검사에서 양성반응이 나온 이들 중 사망하는 사람의 수가 매우 적었는데, 갑자기 아무 이유 없이 사망자가 증가했다면 (예를 들어 2명에서 6명으로) 선정적인 뉴스로 바뀔 수 있다. 사망자 수가 3배 증가했다는 식으로!

흥미롭게도, 3월 COVID-19 유행이 최고조에 달했을 때, 이스라엘의 월별 전체 사망률은 4년 만에 가장 낮은 수준으로 떨어졌다. 그런 의미에서 이스라엘은 첫 번째 'COVID-19 파동'도 없었다고 보아야 한다. 이스라엘의 7월 인구 100만 명당 이른바 'COVID-19 사망자'는 독일(Worldometers, 2020년 7월) 코로나 사망자의 절반도 되지 않았다.

진정으로 올바른 조치는 무엇인가?

단순하다. 일정 기간 돌봄 시설 및 요양 시설에 있는 취약계층을 엄격하게 보호하는 것이다. 이상.

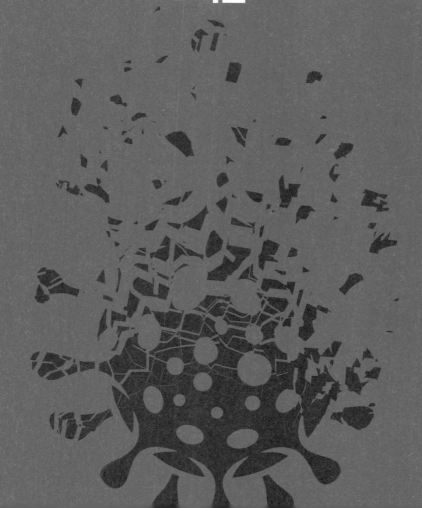

7

보편적 요법으로서의
백신

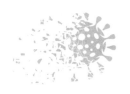

"백신을 접종하기 전에는 정상적인 일상으로 돌아갈 수 없다"라고 작센주 주지사 마이클 크레츠머^{Michael Kretschme}는 선언한다.

정상적인 삶으로 돌아가려면 백신이 필요하다는 목소리가 점점 더 높아졌다.

6월 초, 독일 연방 재무부는 경제 활성화 계획을 발표했다. 53번 항목: "코로나바이러스 팬데믹은 백신접종이 가능할 때 끝날 것이다!"

정말 히스테릭한 발언이다! 도대체 언제부터 정부가 어떻게 그리고 언제 감염병이 퍼지는지를 결정했단 말인가?

부활절 일요일에 빌 게이츠는 텔레비전에서 독일을 위해 연설을 하기 위해 10분이라는 시간을 할당받았다.

잉고 잠페로니^{Ingo Zamperoni}(TV-호스트)는 "백신을 개발해야 팬데믹을 끝낼 수 있다는 사실이 점점 더 명백해진다"고 말했다.

빌 게이츠는 대답했다. "우리는 궁극적으로 70억 명에게 이 새로 개발된 백신을 투여해야 할지도 모른다. 그래서 백신의 부작용 문제는 감당하기 어려운 책임을 요구한다. 하지만 우리는 백신을 평상시보다 더 작은 데이터 기반으로 개발해서 사용하기로 결정을 내릴 것이다. 그래야 신속한 진행이 이루어질 것이다."

소규모 데이터에 기반해서 신속하게 진행?

상대적으로 치사율이 낮은 질병과 이렇게 싸우는 것이 옳은 방법인가?

5월 초에 코로나바이러스 백신 개발을 위한 세계적 모금이라는 교묘한 술책이 개최되었다. EU는 기부자들로부터 거의 75억 유로를 모았다. 독일과 프랑스가 기부금의 많은 부분을 메꾸기로 약속했다. 이러한 목적으로 독일 정부는 특별한 프로그램에 착수했다. 백신 개발을 위해 7억 5천만 유로를 기부하는 계획이다.

하지만 백신접종이 정말 의미가 있을까?

우리는 바이러스에 얼마나 취약할까? 얼마나 많은 생명이 보호가 필요한 정도의 위협을 받고 있단 말인가?

COVID-19와 면역성에 관한 질문들

면역학으로의 짧은 여행.

코로나바이러스에 대한 면역력은 무엇에 의존하는가?

코로나바이러스는 세포의 특정 분자(수용체)를 인식하는 단백질 돌기(흔히 못 혹은 징, 또는 스파이크라 불리는)로 결합된다. 이것은 바이러스의 손이 출입문 손잡이를 잡아서 들어갈 수 있게 문을 여는 것에 비유될 수 있다. 증식 후 바이러스 유전자가 분비되어 다른 세포를 감염시킬 수 있다.

코로나바이러스에 대한 면역력은 다음의 두 큰 축에 좌우된다. 1) 항체, 2) 면역체계에 특정화된 전문 세포, 즉 조력 림프구, 킬러 림프구.

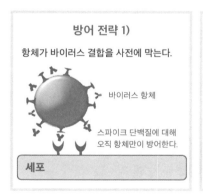

방어 전략 1)

항체가 바이러스 결합을 사전에 막는다.

바이러스 항체

스파이크 단백질에 대해 오직 항체만이 방어한다.

세포

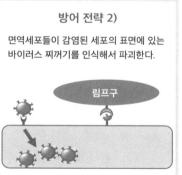

방어 전략 2)

면역세포들이 감염된 세포의 표면에 있는 바이러스 찌꺼기를 인식해서 파괴한다.

림프구

새로운 바이러스가 몸에 들어와 질병을 일으키면 면역체계는 방어 무기들을 동원하여 반응한다. 둘 다 침입 바이러스를 구체적으로 인식하도록 훈련받았고, 또 둘 다 장기 기억력을 부여받았다. 바이러스가 침투하자마자, 그들은 새로운 전투 현장에 보내진다. 그들의 기량은 이전 스파링파트너와의 만남을 통해 강화되었다.

많은 다른 항체들이 우리 몸 안에서 생성되는데, 각각의 항체들은 특히 바이러스의 작은 부분을 인식한다.

바이러스의 '손'을 묶어 출입문의 손잡이를 잡지 못하게 하기 때문에 항체만이 방어를 할 수 있다(1단계). 고전적인 바이러스 백신들은 면역체계 안에서 항체를 생성하는 방식으로 고안되었다. 항체가 생기면 그 개인은 면역을 얻는 것으로 간주했다.

강조해야 할 3가지 요점이 있다.

1. SARS-CoV-2 항체 검사를 받았는데, 아무것도 발견되지 않았다고 해서 감염되지 않은 것은 아니다. 심각한 증상은 종종 항체의 생성 수준이 높아지는 것과 관련이 있고, 가벼운 증상은 항체의 생성 수준이 낮은 상태일 수 있으며, 많은 무증상 감염은 항체 생성 없이 발생할 수 있다.

2. 항체가 발견되었다고 해서 면역이 이루어졌다는 것은 아니다. 현재의 면역학적 검사로는 바이러스의 '손'에 지정된 보호 항체를 선택적으로 검출할 수 없다. 동시에 다른 항체들도 나타난다. 검사만으로는 개인의 '면역상태'에 대한 신뢰할 만한 정보를 얻을 수 없으며, 큰 의미가 없을 수 있다.

3. '보호적' 항체와 바이러스의 만남에서 나타나는 결과는 '흑과 백'

혹은 '지금 또는 영원히'의 의미가 아니다. 숫자가 중요하다. 예를 들어 누군가가 거리를 두고 기침을 하는 것과 같은 작은 공격이 있을 때 보호적 항체들은 벽을 형성한다. 그 사람이 가까울수록 공격은 강화될 것이다. 승패가 갈리기 시작할 것이다. 어떤 바이러스들은 항체의 벽을 뚫고 세포에 도달할 수 있다. 가까운 곳에서 온 기침이라면 전투는 일방적일 수 있고, 바이러스의 빠른 승리로 끝날 수도 있다.

백신이 '성공적'이라 할지라도, 보호 항체의 생성이 이뤄졌다는 것을 의미하는 것이지, 면역을 보장하는 것은 아니다. 상황을 더 악화시키는 것은 항체 생성이 몇 달 후부터 자연적으로 감소한다는 사실이다. 보호는 기껏해야 짧은 기간만 가능할 뿐이다.

개인의 '면역상태'를 문서화하는 것은 과학적으로 바람직하지 않다.

바이러스가 세포에 침투한 뒤에는 어떻게 되는가? 쥐를 대상으로 한 실험에서 SARS-CoV 바이러스의 원형이자 현재 SARS-CoV-2의 가까운 친척인 SARS-CoV에 대해 자세히 조사한 바 있다. 그 결과 면역체계의 두 번째 무기 시스템이 작동한다는 것이 입증되었다. 림프구가 현장에 나타난다. 조력 림프구가 활동하면서 그들의 파트너인 킬러 림프구를 활성화하여, 잘 조절된 일련의 과정들이 전개된다. 즉 바이러스가 있는 세포를 찾아내고 죽인다. 공장은 파괴되고 불은 꺼진다.

기침과 열은 사라진다.

킬러 림프구는 어떤 세포를 공격해야 하는지 어떻게 알 수 있을까?

간단히 말해, 감염된 세포가 바이러스 부품을 생산하고 조립하는 공장이 된다고 상상해보자. 바이러스 조립에 이용되지 않은 조각들은 세포가 특별한 방식으로 제거하는 폐기물이 된다. 폐기물들은 밖으로 보내져 문 앞에 놓인다. 순찰 중이었던 킬러 림프구는 이 쓰레기를 발견하고 이동해서 세포를 죽인다(2단계).

우리 면역체계의 두 번째 무기는 자주 언급되지 않지만, 사실 이 두 번째 시스템이 다소 흔들리는 첫 번째 방어선인 항체보다 훨씬 더 중요할 수 있다. 또 아주 중요한 점이 있는데, 그것은 서로 다른 코로나바이러스에서 파생된 폐기물이 서로 유사하다는 점이다. 어떤 바이러스의 쓰레기를 인식할 수 있는 킬러 림프구는 다른 비슷한 바이러스의 쓰레기도 인식할 수 있을 것으로 기대된다.

이것은 상호면역성을 의미할까?

그렇다.

코로나바이러스 돌연변이는 아주 작은 단계에서 일어난다. 따라서 타입 A에 대한 보호 항체와 림프구는 자손인 AA에 대해서도 상당히 효과적일 것이다. B가 방문하면 또 감기에 걸려 기침을 하지만 A, Aa, B, Bb를 가릴 정도로 면역력이 넓어진다.

새로운 감염이 발생할 때마다 면역의 범위가 확장된다. 그리고 림프구는 기억할 수 있다.

우리는 아이의 유치원 첫해를 모두 기억한다. 이런, 또 다시 콧물, 기침, 열이 있는 몇 번째인지 알 수도 없는 감기가 온다. 아이는 긴 겨울 내내 아프다! 다행히도, 두 번째 해는 조금 더 나아지고 세 번째 해에는 아마 한두 번 감기로 고생할 것이다. 학교에 들어갈 무렵이면 이제 바이러스를 퇴치하기 위한 기반이 잘 형성되어 있을 것이다.

그렇다면 '코로나바이러스에 대한 면역'은 정말 무엇을 의미할까?

'면역자'는 전혀 감염되지 않는다는 뜻인가?

아니다. 그건 크게 앓지 않는다는 뜻이다.

그리고 병에 걸리지 않는다는 것은 단지 항체에 의한 감염의 예방에만 머무르는 것이 아니라, '불을 끄는 것'에 더 많은 에너지를 쓰는 것이다.

새로운 변종이 나타나면 많은 사람이 감염될 수 있다. 하지만 감염된 뒤에 불을 빨리 끌 수 있다면 중병에 걸리지 않을 것이다. 공격과 방어의 상황에서 바이러스가 더 우세한 상태로 균형이 기울어지는 경우, 일부 사람들은 병세가 악화될 것이다. 그러나 기존의 병이 없다면 다시 상태는 뒤바뀌고 바이러스는 극복될 것이다.

대체로 바이러스가 결정타가 되는 것은 이미 기저질환이 있는 사람들에게 국한된다. 이런 이유로 코로나바이러스 감염이 가벼운 경과나 무증상을 나타내는 것이다. 또한 새로운 바이러스의 유행이 더 심각한 감염의 물결을 만들지 못하는 것이다.

왜 매년 발생하는 코로나바이러스 유행이 여름에 끝나는가? 글쎄, 단지 하나의 추측일 뿐이다. 어두운 겨울에는 북유럽 인구의 50% 이상이 비타민 D 결핍이 된다. 아마도 비타민 D 저장소를 보충하려고 햇빛을 쐬는 것과 야외 활동을 하려고 이동하는 것이 중요한 이유일 것이다.

감염병이 유행한 뒤 바이러스는 어떻게 되는가? 그것은 동족들과 합류하여 사람들 사이에서 순환한다. 감염은 계속 발생하지만, 대부분은 면역체계가 활성화되어 있어서 크게 눈에 띄지 않는다. 가끔 누군가가 여름 독감에 걸릴 것이다. 인생이란 그런 것이다.

SARS-CoV-2에서도 비슷한 패턴을 기대할 수 있는가?

우리는 지금 목격하고 있는 바가 그것이라고 생각한다. SARS-CoV-2 양성 환자의 85~90%가 병에 걸리지 않았다. 아마도, 양성 환자들의 몸에서 만들어진 림프구는 바이러스 생산을 막기 위해, 몸에서 일어난 화재를 제때 진압했을 것이다.

아주 간단히 말해서, 이번 바이러스는 새로운 변종이었고 거의 모든 사람을 감염시킬 수 있었다. 그러나 바이러스를 교차 인정하는 림프구의 존재로 인해 면역력이 이미 널리 퍼져 있었다고 할 수 있다.

노출되지 않았던 사람의 림프구에서도 SARS-CoV-2를 교차 인식한다는 증거가 있는가?

그렇다. 최근 독일의 한 연구 결과가 이를 말해주고 있다.

2007년부터 2019년 사이에 얻은 혈액 샘플 185개의 림프구로 SARS-CoV-2의 교차인식을 검사해보았다. 그중 70~80% 이상에서 양성 결과가 발견되었으며, 이는 조력 림프구와 킬러 림프구 모두에서 마찬가지였다. 바이러스 노출이 없었던 기증자 20명의 림프구를 대상으로 시행된 미국의 연구에서도 비슷하게 새로운 바이러스와 상호 반응한 림프구의 존재가 보고되었다.

또 다른 스웨덴 연구에서, 무증상이거나 가벼운 SARS-CoV-2 감염일 때도 강한 T-세포 반응을 유발한다는 것이 발견되었다. 첫 번째 감염 시 특이하고 왕성하게 나타나는 T-세포 반응은 이전에 반응성 T-림프구가 이미 존재했던 인구집단에서 일어나는 고전적 강화 현상이라고 추정하고 있다.

림프구가 SARS-CoV-2에 교차면역성을 매개한다는 생각이 타당하다고 할 수 있을까?

최근의 과학적 자료들이나 바이러스 감염 시 숙주 면역에 관련된 자료들은 우리가 제안하는 림프구 매개 집단 면역 개념과 크게 다르지 않다. 이 제안들은 현재 실제로 시험에 적용되고 있다. 최근 연구에서 사이노몰구스 원숭이들에게 SARS-CoV-2를 감염시키는 데 성공했다. 모든 원숭이가 감염되었는데, 단 한 마리도 병에 걸리지 않았다. 단지 두 마리 원숭이의 폐에서 경미한 병변이 발견되었는데 이는 바이러스의 활발한 증식이 일어났다는 지표였다.

핵심은 이런 소견들이 건강한 인간들에게서도 발견될 수 있다는 것이다. 림프구의 존재가 집단 면역을 가능하게 한다. 림프구를 제거한 원숭이 실험에서 반복적으로 증명되었다.

백신을 접종하느냐 안 하느냐의 고민

천연두, 디프테리아, 파상풍, 폴리오와 같은 무서운 질병에 대한
백신 개발은 의학 역사의 전환점을 보여준다. 뒤이어 많은 질병들
이 오늘날 예방의학의 표준 예방접종 메뉴에 추가되었다. 현재 가
장 시급한 문제는 코로나바이러스 위기를 종식시키기 위해 세계적
으로 백신 프로그램이 필요한가 하는 것이다. 이 질문은 매우 중요
한 질문이고, 그래서 백신을 개발하기 전에 세계적 차원에서 공감
대를 형성하기 위한 논의가 필요하다. 그 쟁점은 다음의 3가지 기
본 사항들이다.

1. 언제 백신 개발이 요구되는가?

감히 답한다: 감염이 건강한 정상인들에게 심각한 질병을 일
으키거나 혹은 심각한 후유증으로 이어질 때 필요하다. 하지만
SARS-CoV-2의 경우, 그런 예에 해당하지 않는다.

2. 어떤 경우에 대량 예방접종이 비합리적인가?

SARS-CoV-2의 경우처럼 많은 사람이 생명의 위협으로부터
충분히 보호 받고 있다면, 대량 예방접종은 합리적이지 않다고 제
안한다.

3. 어떤 경우에 예방접종이 성공적이지 않은가?

사람과 동물에게 널리 공존하는 바이러스가 돌연변이 변화를 지

속하고 있을 때 그리고 개개인들이 감염의 전파로 인해 높은 수준의 바이러스에 노출되었을 때, 이러한 경우에 예방접종이 성공하지 못할 것으로 예측한다.

우선 우리 저자들의 견해로는 세계적 백신 개발 프로그램은 납득할 수 없다. 처음부터 얻을 수 있는 이익이 있다고 하더라도 위험이 훨씬 더 크다. 전 세계 전문가들은 안전을 충분히 확보하지 않은 채 긴급하게 COVID-19 백신을 개발하는 것에 대한 우려와 경고를 표명하고 있다.

그러나 연구자들은 현재 150개 이상의 COVID-19 백신 후보들을 연구하고 있으며, 일부는 이미 임상시험 단계에 있다. 개발되고 있는 백신 대부분이 갖는 목표는 바이러스의 결합 스파이크 단백질과 세포 반응에 대항하는 중화 항체를 높은 수준에 도달하도록 하는 것이다.

이를 위해서는 다음의 4가지 전략을 따라야 한다.

1. 전체 바이러스 백신의 불활성화 또는 약화

비활성화된 백신은 많은 양의 바이러스 생산을 요구하는데, 그러려면 달걀이나 불멸화된 세포주에서 배양되어야 한다. 바이러스를 일괄 처리할 때에는 위험한 오염물질이 포함되어 심각한 부작용이 발생할 위험이 항상 있다. 게다가 백신 접종을 했을 때, 과거 홍역과

호흡기 세포융합 바이러스 백신 사례에서 관찰된 것처럼 감염을 더 악화시킨 경우도 있다. 약화된 백신에는 질병을 일으킬 수 있는 능력을 상실한 복제 바이러스가 포함되어 있다. 이것과 관련하여 문제가 된 고전적인 사례가 경구 폴리오 백신이었다. 아프리카에서는 비극적인 폴리오 발병이 있기 전까지 수십 년 동안 경구용 백신이 사용되었다. 이때 발병한 폴리오는 살아 있는 바이러스에 감염된 것이 아니라 경구용 백신이 일으킨 것이었다.

2. 단백질 백신

단백질 백신은 바이러스의 스파이크 단백질이나 그 조각들을 포함한다. 보조제들이 심각한 부작용을 일으키기 때문에 면역자극제로 보완을 하는 것이 항상 필요하다.

3. 유전자 기반 백신으로서의 바이러스 벡터

이 원리는 인간의 세포를 감염시키는 매개 바이러스 (예: 아데노바이러스)의 유전자에 관련 코로나바이러스 유전자를 통합하는 것이다. 복제 결함 벡터replication-defective vectors는 그들의 게놈을 증폭시킬 수 없으며, 백신 유전자의 사본 하나만 세포에 전달한다. 이 효과를 강화하기 위해, 복제에 취약한 백신을 만들려는 시도가 추진된 적이 있다. 이 시도는 에볼라 백신 rVSV-ZEBOV으로 수행되었다. 그러나 바이러스 증식이 심각한 부작용을 일으키는 바람에 접종한 사례의 최소 20%에서 발진, 혈관염, 피부염, 관절염 등이 나타났다.

4. 유전자 기반 백신

이 경우 바이러스 유전자는 플라스미드^{plasmid}에 DNA를 삽입하거나 세포 흡수 후 단백질로 직접 변형되는 mRNA로 세포에 전달된다. DNA 기반 백신의 큰 잠재적 위험은 플라스미드 DNA가 세포 유전자에 통합되는 것이다. 삽입성 돌연변이^{insertional mutagenesis}는 거의 발생하지 않지만, 발생 횟수가 매우 커지는 집단 백신 접종과 같은 상황에서는 현실적인 위험이 될 수 있다. 만약 생식계의 세포에 삽입이 일어난다면, 변경된 유전 정보는 엄마에게서 자녀로 전달될 것이다. DNA 백신의 다른 위험은 항DNA 항체의 생산과 자가면역 반응이다. mRNA 백신과 관련된 안전성에 대한 우려는 전신 염증과 잠재적인 독성 영향을 포함하고 있다.

mRNA 기반 코로나바이러스 백신에도 똑같이 적용되는 또 다른 엄청난 위험이 있다. 바이러스의 스파이크 생성 중이나 생산 후 어느 정도에는 단백질의 폐기물이 표적 세포 표면에 노출될 것으로 예상해야 한다. 건강한 사람의 대다수는 이런 바이러스의 생산물을 인식하는 킬러 림프구를 가지고 있다. 자가면역 공격이 세포에 가해지는 것은 불가피하다. 언제, 어디서, 그리고 어떤 효과로 자가면역 공격이 일어날지 완전히 알 수 없다. 그러나 그럴 가능성만으로도 공포를 불러일으킬 만하다.

그러나 이러한 피할 수 없는 위험에 대해 전혀 알지 못하는 수백 명의 자원자들은 이미 바이러스의 스파이크 단백질을 인코딩하는 DNA와 mRNA 백신주사를 맞았고, 더 많은 자원자가 곧 뒤따를 것이다. 유전자 기반 백신은 인체 사용에 대해 승인조차 받지 못했고, 현재 코로나바이러스 백신은 국제 규제에 따라 통상적으로 필요한 만큼의 사전 임상시험을 거치지 않았다.

국민들이 식품 유전자 조작을 광범위하게 거부하고 동물 실험을 반대하는 국가였던 독일이 이제는 인간에 대한 유전자 실험의 선두에 서게 되었다. 법과 안전 규정은 결코 가능하지 않은 방식으로 정상적인 상황을 비켜가고 있다.

이것이 아마도 정부가 새롭게 심각한 감염이 없는 상황에서도 여전히 '국가적 우려의 감염병 상황'이 존재한다고 선언하는 이유일까? 바로 그 순간 새로운 독일감염보호법은 정부가 의약품법의 규정, 의료기기 규정, 산업안전보건 규정에 예외를 둘 수 있도록 했다. 그리고 이것은 패스트트랙 백신 개발 프로젝트에 청신호를 주었다.

그러나 우리는 감염보호법이 잠재적 위험을 통보받지 않은 인간에게 유전적 실험을 허용해야 할 것인지 의문을 제기한다.

팬데믹인가 아닌가 - WHO의 역할

그렇다면 이전에는 유행성 감염병 예방접종 과대광고를 하지 않았는가?

2009년의 '신종 플루'에서 정확히 같은 일이 일어났다. 모든 사람은 치명적인 감염병을 막기 위해 백신이 절실히 필요하다고 들었다. 그러고 나서 백신은 기적 같은 속도로 생산되어 전 세계 각국에 대량 판매되었다.

2009년 이전의 팬데믹은 다음과 같은 세 가지 기준을 충족해야 했다:

- 병원체는 새로운 것이어야 한다.
- 병원체가 빠르게 퍼지고 대륙을 횡단해야 한다.
- 병원체는 일반적으로 심각하고 때로는 치명적인 질병을 유발해야 한다.

신종 플루는 첫 두 가지 기준에 부합하는 것으로 나타났지만 세 번째 기준에는 미치지 못했다. 세계보건기구는 그들의 주요 재정금융사인 제약업계로부터 팬데믹을 선포하라는 압력을 받았고 천재적인 솜씨로 그 어려운 일을 해냈다. 신종 플루 팬데믹은 가볍거나 심각한 경과를 보일 수 있다고 선언되었다. 2010년 팬데믹의 정의는 '새로운 질병의 전 세계적 확산'으로 단순화되었다. 독감과 코로나바이러스는 변이를 거듭하며, 때때로 '새로운'이라고 불릴 수 있는 다소 비정형적인 질병을 일으키는 변종이 나타난다. 신종플루는 팬데믹을 만들기 위한 공황을 조성하는 전략의 첫 번째 실행으로 그 계기를 마련했다. 대표적인 헤드라인 "신종 플루: 폭풍 전의 고요?"는 2009년 12월 분명히 실제로 아무도 아프지 않고, 이전에 유행했던 인플루엔자보다 감염경로가 미약할 때 등장했다. 바이러스학자들은 '위험한' 바이러스를 과소평가하고 있다고 경고했다:

"우리가 동물 실험에서 이 바이러스를 보고, 또 이전의 바이러스들과 비교하면, 바이러스가 해롭지 않다고 할 수 없습니다! 매년 발생하는 H3N2 바이러스보다 훨씬 더 위험합니다."

훌륭하다. 하지만 이것이 인간의 의학과 무슨 상관이 있는 것일까? 확신을 가진 어느 저명한 과학자가 이 무서운 결론을 퍼뜨렸을까? 드로스텐 교수가 확실해 보인다. 기사는 계속된다:

"다가오는 크리스마스에 독일인들이 서로에게 바이러스를 강력하게 전파할 때, 제2의 물결은 불가피해 보인다. 이것은 첫 번째 것보다 상당히 더 심각할 수 있다."

드로스텐 교수가 아니라 뮌스터대학의 피터스^{Peters} 교수가 말하길, 보건의료시스템이 절망적일 정도로 과부하에 걸리면서 제2의 파도가 예상된다고 했다. 중환자실 병상 수가 부족할 것을 우려한 것이다. 게다가 많은 환자가 인공호흡을 필요로 할 것으로 예측했다. 기능이 마비된 병원에서 극적인 일들이 벌어질 수 있을 것이다.

지금 데자뷰를 느끼고 있는가?

성급하게 생산되고 임상시험을 거의 거치지 않은 H1N1 백신을 전국적으로 접종하도록 권장했다. 독일 인구를 위해 6천만 개의 보조용 백신이 구매되었다. 일반 백신은 정부 고위층만 구할 수 있었다.

다시 말하지만, 이 모든 것은 신종 플루 대유행이 가벼운 경과를 지닌 질병으로 진행될 것임이 확실했을 때 일어났다. 대다수 국민은 분별없는 예방접종을 반대하기로 현명하게 결정했다. 이 이야기의 결말은 무엇이었나? 마그데부르크^{Magdeburg} 에너지 폐기 처리장에서 기간이 만료된 백신이 5천만 개 이상 처분되었다. 납세자의 돈이 언제나처럼 남용되듯……. 아니, 사실은 그렇지 않다. 그 돈은 그저 손을 바꾼 것이다. 제약업계의 예상 이익은 180억 미국 달러였다. 사실, 그것이 낭패의 끝이 아니었다. 오늘날 거의 잊힌 것은 신종 플루 보조 백신 하나가 수천 명의 생명을 앗아가는 부작용을 일으켰다는 사실이다. 부작용은 바이러스에 대한 항체가 피해자의 뇌에 있는 표적과 교차 작용했기 때문이다. 그 피해는 고전적인 항체 중심의 자가면역질환이라는 결과였다. 부작용은 비교적 드물었다. 부작용 발병률은 1만 명당 1명꼴에 불과했다. 감염이 경미해서 접종하지 않아도 되었으나 수백만 명이 백신을 접종했기 때문에 그 결과는 비극적이었다. 돌이켜보면 신종 플루 예방접종 위험 대비 편익 비율은 재앙 수준이었음을 인정해야 한다. 불필요한 대량 예방접종을 실시할 때 일어나는 일이다.

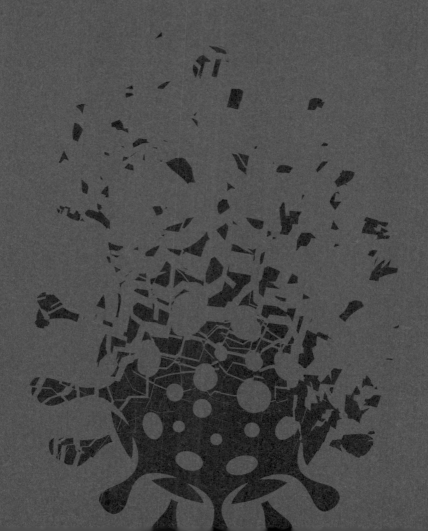

8

대중매체의 실패

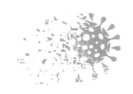

속았음을 깨닫게 하는 것보다 속이는 게 더 쉽다. _마크 트웨인

　민주주의가 살아있는 사회에서 언론은 국민에게 진실한 뉴스를 제공하고, 비판과 토론을 통해 의견 형성을 육성하며, 공정성과 자율성을 갖춘 '제4의 공권력'으로 정부의 행동을 감독해야 한다. 그러나 코로나바이러스 대유행 때 우리가 경험한 언론은 정반대였다.

　모든 공영방송은 정부의 비굴한 대변인 역할을 했다. 언론도 마찬가지였다. 진실에 대한 존중, 인간의 존엄성 보호, 대중에 대한 봉사라는 언론의 강령은 현장에서 사라졌다. 전 세계가 마찬가지였다.

진실한 정보는 어디에서 찾을 수 있는가?

　정보에 대한 비판적인 논의는 도대체 어디에서 이루어졌는가?

우리는 밤낮을 가리지 않고 충격적인 사진과 무서운 숫자들을 받았다. 드로스텐, 뷜러Wieler, 스판Spahn, 메르켈, 누군가 항상 어디선가 경고를 제기하고 있었다. 어느 언론도 이러한 경고에 비판적 의문을 제기하거나 진실성을 조사하지 않았다.

사람들을 겁주는 것이 유일한 행동강령인 것 같았다. 수백만 명의 사망자에 대한 보고서는 단지 하나의 모델에 따른 통계에 근거했을 뿐이라는 언급 없이 발표되었다. 이 숫자들을 계산한 퍼거슨Ferguson이 빗나간 예측을 수없이 했다는 언급은 어디에도 없었다.

또한 언론은 로버트코흐연구소에서 발표하는 숫자들이 어떻게 집계된 것인지, 무엇을 의미하는지, 그리고 함께 묶일 수 있는 것인지, 오히려 그렇게 할 수 없는 것인지 의문을 제기하는 것을 금기시했다. 대신에, 그 수치들을 여과 없이 받아들였고 대중을 동요시키는 데 사용했다.

열린 토론은 어디에 있는가?

이보다 더 단조롭기는 어려울 것이다. 항상 같은 '전문가'가 발언한다. 독일에는 딱 두 명의 전문가만 있는 듯 보였다. 폐 전문가이자 반부패기구 〈국제투명성위원회〉Transparency International의 독일이사회 회원인 볼프강 우다르크 박사Dr Wolfgang Wodarg 같은 비판자들과 정부 정책 조언자들 사이에 왜 토론이 없었을까? 드로스텐과 뷜러, 바크디Bhakdi와 우다르크 같은 이들이 개방적이고 객관적인 의견 교환을 할 수 있는 원탁회의 같은 것 말이다. 아마도 바크디나 우다르크 혹은 정부 방침에 비판적인 비평가들이 할 수 있는 일은 아니었을 것이다. 정부가 원하지 않았다.

스웨덴 전문가들이 봉쇄 없는 스웨덴 방식을 어떻게 비판하는지에 대한 논의는 많았다. 독일 방식에 대해 독일의 많은 박식한 시민들이 대대적으로 비판하는 내용은 결코 논의의 주제가 되지 못했다. 면역학자이면서 독성학자인 슈테판 호커츠Stefan Hockertz 교수는 일찌감치 SARS-CoV-2의 심각성을 일반 독감 바이러스와 비슷하게 평가해야 하며, 정부의 시행 대책은 철저히 과장됐다고 지적했었다. 심리학 교수인 크리스토프 쿠반드너Christof Kuhbandner도 여러 차례 이런 조치에는 과학적 근거가 없다고 거듭 강조했다. 그들은 그것을 어떻게 알고 있었을까? 사람들에게 물어봐서?

근본적으로 숫자 이론을 이해하고 있고, 관찰력이 있는 사람이 통계를 분석해본다면 누구나 비슷한 결론에 도달하리라는 것은 흥미로운 일이다. 어떤 주제는 여러 분야와 관련되어 있다. 진스하임 출신의 이비인후과 전문의 보도 쉬프만 박사Dr Bodo Schiffmann는 저널리스트로서 해야 할 일을 했다. 거의 매일 그는 불굴의 에너지와 끈기를 가지고 자신의 유튜브 채널에 동영상을 올려 사람들에게 최근의 전개 상황을 알리고 그 숫자와 왜 그들이 틀렸는지를 설명했다.

비판적인 목소리는 독일에서뿐만 아니라, 전 세계적으로 다양했다. 대중에게 알려졌을까? 이러한 사실을 단순히 보도하지 않기만 해도, 쉽고 성공적인 전략처럼 보인다. 이런 계략은 계몽된 민주주의 국가에서 설 자리가 없어야 한다. 전문가들에게는 이렇게 동조화된 '시스템 저널리즘'이 명확히 눈에 들어왔다. 오트프리드 자렌 Otfried Jarren 교수는 도이칠란트펑크 the Deutschlandfunk에 비판의 목소리를 실었다.

"최근 몇 주 동안 똑같은 남녀 전문가와 정치인이 '위기 관리자'로 등장하고 있다. 그러나 누가 어떤 전문지식을 가지고 있고 누가 어떤 역할을 하는지 아무도 묻지 않는다. 더군다나 이들 전문가들 사이에는 토론이 없고 개인 의견만 있을 뿐이다."

숫자놀이

간단한 숫자만으로도 많은 것을 할 수 있다. 무엇보다 사람들을 공포에 질리게 할 수 있다.

사례 1: 감염률

감염률은 계속 증가하고 있으며, 곧 우리의 의료 시스템은 마비될 것이다. – 그들이 말하지 않은 것은 회복된 사람들의 수도 계속해서 증가하고 있다는 것, 그리고 저런 상황을 가정할 근거가 없다는 것이다. 그것은 비밀에 붙여졌다.

사례 2: 사망률

"미국은 전 세계적으로 사망자가 가장 많았다." 5월 28일 밤 뉴스 보도에서는 고인의 모습을 보여주었다. "그들 모두 COVID-19로 죽었다. 전 세계에서 가장 많은 10만 명이 넘는 사망자를 낸 미국은 희생자들에 대해 애도하고 있다." 이제 우리는 가난한 사람들 중 상당 부분이 COVID-19로 인한 것이 아니라 COVID-19를 막기 위해 취해진 조치들로 인해 사망했다는 것을 안다.

또한 미국은 세계에서 세 번째로 큰 나라다. 주민 10만 명당 사망자 수를 보는 것이 의미가 있는 것이 아닐까? 이 수치는 상대적으로 낮았다. 스페인이나 이탈리아의 수치보다 훨씬 낮았다. 그것은 언급할 가치가 없는 것인가? 나아가 훌륭한 언론인이라면 '사망자 수'가 절대적 가치가 아니며, 적어도 국가마다 계산법이 다르다는 점을 지적할 수 있어야 했다.

시민 10만 명당 사망률이 가장 높은 나라는 벨기에였다. 그 숫자는 스페인이나 이탈리아보다 훨씬 더 높았다. 벨기에의 상황이 정말 그렇게 극단적이었을까? 아니다. 이미 이야기한 바와 같이 기본적인 문제는 계산법과 관련된 것이다. 만약 이런 사실들이 언론에 의해 보도되지 않는다면, 당연히 숫자들은 정확하게 평가될 수 없다.

명예훼손 및 신뢰도 훼손

비판적인 목소리가 전해지자, 명예훼손으로 침묵을 유도하는 즉각적인 조치가 취해졌다. 호흡기 전문의인 볼프강 우다르크가 가장 먼저 목소리를 높였다. 뒤이은 명예훼손 사태는 유례가 없는 일이었다.

과도한 조치를 경고하는 첫 유튜브 영상이 게재되고 이탈리아에는 높은 대기오염 등 다른 악화 요소가 있을지도 모른다는 점을 지적하자마자, 첫 번째 '팩트 체크'가 있었다.

〈ZDF 미디어텍〉이 재빨리 "왜 슈샤리트 박티Sucharit Bhakdi의 숫자가 틀렸을까"라는 헤드라인으로 기사를 실었다. 닐스 메츠거Nils Metzger는 진상을 밝히고 싶었던 것 같다. 그는 "생물학 교수가 코로나바이러스 위험을 과소평가한다"라고 말했다. 신문 기사 제목을 보고 우리가 수많은 환자를 보고 있는 의사나 감염 면역학 전문가가 아니라 생물학자를 상대하고 있다는 사실을 알게 된 것은 좋은 출발점이었다.

또 다른 지점은 단지 말하는 사람의 신뢰도를 떨어뜨리기 때문에 결코 말하지 않던 것들을 입에 담게 만드는 고전적 상황에 처한 것이다. 메츠거는 "슈샤리트 박티의 영상처럼 대기오염이 위기를 일으킨 유일한 방아쇠라고 제시하는 것은 비과학적이다."라고 했다. 당연히 우리는 상당한 피해가 단지 대기오염 때문이라고 주장한 적은 한 번도 없었다. 왜냐하면 그것은 정말로 비과학적이기 때문이다.

메츠거의 진술은 노골적인 거짓말이었다. 그러나 ARD/ZDF 신자들은 '실제' 사실을 확인하려는 노력을 거의 하지 않았다. 불행하게도 공영방송이 보도하는 것은 모두 사실이라고 믿는 사람들이 여전히 많았다. 슬프게도 그것은 사실이 아니다.

의견의 검열

독일 헌법 제5조를 보자.

제5조 [표현의 자유]

(1) 모든 사람은 자신의 의견을 자유롭게 발언하고 쓰고 사진으로 찍어서 표현하고 전파할 권리를 가지며, 일반적으로 접근 가능한 출처에서 방해 없이 스스로 알릴 권리를 가진다. 방송과 영화를 통한 언론의 자유와 보도의 자유가 보장되어야 한다. 검열은 없을 것이다.

공영 신문사나 공영 방송국에는 비판적 의견을 낼 곳이 없다. 유일한 대안은 소셜 미디어를 활용하는 것이고, 국민들은 유튜브 영상을 통해 알릴 수밖에 없다. 그러나 여기서도 표현의 자유는 말뿐이다. 거짓과 증오, 선동을 조장하면서도 처벌받지 않고 빠져나가는 영상들을 꽤 많이 발견할 수 있다. 유튜브는 그런 문제에 상관하지 않는다. 그러나 오스트리아 TV 방송국인 Servus TV가 코로나바이러스에 대해 인터뷰한 영상은 삭제되었다. 이 주제에 대해 비판적으로 다룬 많은 비디오들을 대상으로 일어난 일이다.

수전 워치츠키Susan Wojcicki 유튜브 최고경영자는 인터뷰에서 "WHO의 권고를 위반하는 모든 것은 우리의 가이드라인도 위반하는 것이다. 따라서 삭제 역시 우리 가이드라인에 속하는 중요한 부분이다"라고 말했다. WHO는 2009년 가짜 신종플루 팬데믹에 책임이 있으며, COVID-19 사망률을 대규모로 과대평가하고 있다.

이러한 WHO가 이번에도 또 다른 오판으로 세계를 위기 속으로 몰고 가는 것은 아닌가?

바로 그 WHO가 이제는 말할 수 있는 것에 대한 기준을 정하는가?

왓츠앱도 마찬가지 반응을 보였다. 코로나바이러스 위기 동안 가짜뉴스의 유통을 억제하기 위해 포워드 기능을 제한하겠다고 한 것이다.

하지만 누가 가짜뉴스인지 정확히 판단하겠는가? 만약 우리 정부가 가짜뉴스를 배포한다면 말이다.

앞서 밝혔듯이 3월 14일, 보건부는 연방 보건성/ 연방 정부가 조만간 공공 생활에 대한 추가적인 대규모 규제를 발표할 것이라는 말들이 있지만 그것은 사실이 아니라고 트위터를 통해 주장했다.

그러나 이틀 뒤인 3월 16일, 공공 생활에 대한 추가적인 대규모 규제가 발표되었다.

세계적으로 가장 잘 알려진 바이러스 학자에 속하는 존 옥스포드John Oxford 교수는 코로나바이러스 위기에 대해 다음과 같이 말했다. "개인적으로, 선정적이고 질이 좋지 않은 TV 뉴스를 보는 시간을 줄이는 것이 최선이라고 말하고 싶다. 개인적으로 나는 이 COVID 발병이 겨울의 악성 인플루엔자 유행과 유사하다고 본다. 우리는 미디어 감염에 시달리고 있다!"

'착한 시민'과 정치의 실패

오직 한 번만 들은 진실을 믿는 것보다 천 번 들은 거짓말을 믿는 게 더 쉽다. _에이브러햄 링컨

우리는 예전에 난민 문제로 분열을 겪은 적이 있었다. 의견이 분분했고, '착한 시민', 인본주의자 그리고 '화난 시민', 비인본주의자

의 이야기가 오갔다.

이번에는 훨씬 더 나쁘다. 우정이 깨지고 있다. 사람들은 화해할 수 없는 격차를 느끼며 마주 보고 있다. 사람들은 서로에 대해 이야기하기도 하고, 서로에게 반대하며 이야기하기도 하지만, 함께 이야기하지 않는다. 일부 사람들은 부수적 피해를 우려해서 움직이며, 다른 사람들은 경제를 위해 희생되는 노인들의 권리에 대한 옹호자로 자처한다.

앙겔라 메르켈 총리가 봉쇄 기간 연장 결정과 함께 대국민 연설을 한 후, 한 지역 신문에 실린 논평은 다음과 같다.

"나는 매우 안심하고 있다. 우리가 명백히 사회적 거리두기, 친구 만나지 않기, 가족 방문하지 않기를 하면서, 모든 것을 희생하고 올바르게 행동했다는 사실에 안도했다."

슬프게도 이것은 한 개인의 의견이 아니었다. 미디어 감염은 많은 희생자를 낳고 있었다.

유명한 심리학자 게르트 기게렌저Gerd Gigerenzer 교수는 이 문제에 대해 다음과 같이 언급했다.

"사람들이 충격적인 위험을 두려워하게 만들기는 쉽다. 많은 사람이 아주 짧은 시간에 갑자기 죽는 것과 같은 상황을 보여주면 된다. 새로운 코로나바이러스는 비행기 추락, 테러 행위 또는 다른 팬데믹과 마찬가지로 충격적인 위험이 될 수 있다. 하지만 일 년에 걸쳐 광범위하게 사망이 발생하면 그 수가 유의미하게 높아도 사람들의 두려움은 줄어든다."

그렇다. 취해져야 할 유효한 어떤 조치도 취해지지 않은 상태인 감염병 유행의 끝자락에서, 독일의 이른바 '코로나바이러스 사망자'는 1만 명에 훨씬 못 미치는 것을 목격할 수 있다.(Worldometers, 2020년 7월)

독일에서는 매년 약 95만 명이 사망한다. 이 중 3분의 1 이상(35만 명)이 심혈관 질환으로 사망하고 23만 명이 암으로 사망하는 것으로 나타났다.

이 95만 명의 사망 중 많은 수는 정보 전달과 교육으로 막을 수 있다. 이것은 학교에서 시작하여 일반 대중을 위한 프로그램으로 지속되고 있으며, 운동과 건강한 식단의 중요성, 비만과 그 밖의 많은 문제에 관한 내용이다. 우리는 매년 수천 명의 죽음을 예방할 수 있다. 호흡기 질환으로 인한 사망자도 줄어들지 모른다. 작은 바이러스가 낙타의 무릎을 꺾이게 하지는 않을 것이다. 왜냐하면 한계점까지 짐이 무거워지지 않을 것이기 때문이다.

이는 단지 코로나바이러스에만 해당되는 이야기가 아니다. 다른 바이러스와 박테리아의 경우에도 해당된다. 그리고 미래에도 지속적으로 그렇게 될 것이다.

왜 정치인들은 실패했는가?

모든 것을 이해한 뒤 동료가 소리쳤다.

"그런데 어떻게 그럴 수가 있지? 정부와 정부의 조언자들이 완전히 무지하거나 무능하다는 이야기거나, 그것이 아니라면 반드시 배후에 어떤 의도가 있을 것이 틀림없잖아. 달리 어떻게 이 모든 것을 설명할 수 있지?"

1974년부터 1982년까지 독일연방공화국의 수상이었던 헬무트 슈미트는 품격 있는 마지막 독일 정치인 중 한 명이었다.

그는 이렇게 말한 적이 있다.

"정부의 어리석음을 결코 과소평가해서는 안 된다."

그가 옳았다, 물론. 하지만 어떻게 이렇게 아둔할 수 있을까?

사람들은 믿을 수도 없고 믿고 싶지도 않다. 그러므로 남는 것은 두 번째 질문뿐이다. ― 이 모든 것의 이면에 있는 의도는 무엇인가? 지금 정치가들은 왜 '음모 이론가'들이 버섯처럼 돋아나는지 궁금해하고 있다.

우리 정부는 왜 다른 의견을 무시하고 아무 근거 없이 무모한 결정을 내렸을까? 우리 정부는 왜 일반적인 이익과 독일 국민의 이익을 위해 행동하지 않는가?

요한 기제케에 의하면, 정치가들은 감염병 팬데믹을 이용해 자신들의 지위를 확보하고, 또 이를 위해 과학적으로 입증되지 않은 조치를 실행할 용의가 있다고 한다.

"정치인들은 행동 능력, 의사 결정 능력, 그리고 그들 모두의 힘을 보여주고자 한다. 가장 좋은 예로서, 아시아 국가들에서는 보도에 염소 소독제가 뿌려졌다는 것이다. 전혀 쓸모없는 일이지만 국가와 당국이 무엇인가를 하고 있음을 과시하는 것이 정치인들에게는 매우 중요하기 때문이다."

오스트리아에서도 이런 예들이 있다고 한다.

위기관리 기간에 오스트리아 정부는 자국 국민과 전문가들을 신뢰하지 못했다. 한 인터뷰 녹취록에서 밝혀진 바에 따르면, 세바스찬 쿠르츠^{Sebastian Kurz} 총리는 정부의 강경한 조치를 실행에 옮길 때 국민들에게 설명하기보다는 두려움을 부추기도록 했다고 한다. 그렇게 해야 국민들이 사회적, 경제적 부담을 더 쉽게 받아들이기 때문이라는 것이다.

독일 내무부의 전략 문서를 보면 동일한 의제가 사전에 계획되었다고 한다.

왜 경제로부터 정부 방침에 대한 비판이 거의 없었던 것일까?

주식시장 전문가인 디르크 밀러^{Dirk Müller}는 왜 감염병이 많은 이들에게 축복이었는지 설득력 있게 이야기했다. 간단히 말하면, 언제나 같은 이야기이기 때문이다. 대기업은 살고, 작은 기업은 망한다.

큰 회사는 생존할 것이고, 중소기업은 물론 개인 비즈니스들도 사라질 것이다.

재정 관련 분야의 교수인 스테판 함부르크Stefan Homburg는 '평화로운 시기에 일어나는 가장 규모가 큰 부의 재분배'라고 불렀다. 이 상황에서의 패자는 납세자일 것이다.

과학자들의 비판은 왜 적을까?

순진하게 굴지 말자. 과학은 정치만큼 부패했다. 유럽 연합이 새로운 코로나바이러스 연구를 위해 1000만 유로를 제공하기로 했다. 이 바이러스를 연구하고자 하는 모든 사람(탐, 딕, 해리)은 연구비를 신청할 수 있다.

이제 곧 우리는 SARS-CoV-2에 대하여 어쩌면 쓸모없을 많은 정보를 얻게 될 것이다. 이러한 상황에서 바이러스의 상대적 무해함을 지적하는 것은 정확히 도움이 되지 않는다.

결론

- 정부는 시민의 이익을 위해 헌신한다.

- 야당은 정부의 조치를 감독하는 것에 헌신한다.
- 언론은 비판적이고 진실한 보도로 헌신적으로 대중에게 알린다.
- 지식을 가진 사람들(이 경우 의사와 과학자들)은 목소리를 높이고 근거 기반 결정을 요구할 의무가 있다.

자신의 임무를 수행하지 않은 모든 시민은 코로나바이러스 위기의 부수적 피해에 관련된 공범이다.

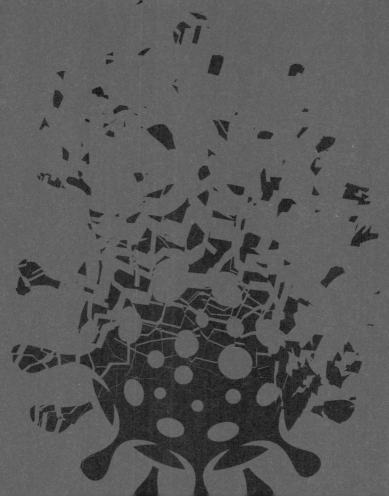

9

쿠오 바디스^{Quo vadis},
주여, 어디로 가시나이까

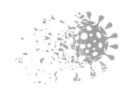

모든 국민을 어느 정도 속일 수 있고,

어떤 사람을 항상 속일 수 있지만,

모든 국민을 계속 속일 수는 없다.

_에이브러햄 링컨

광우병, 돼지독감, 장출혈성대장균감염, COVID-19에 이르는 지난 수십 년 간의 위험하고 새로운 감염을 다룰 때 관계 당국, 우리의 정치인, 그리고 그들의 조언자들은 정말 불명예스러운 역할을 했다. 그들은 어느 순간에도 스스로의 실수로부터 배우지 못했고, 이로 인해 조금이라도 달라지지 않을까 했던 미래의 희망을 감소시키고 있다. 오히려! 신종플루 기간에 우리는 국민 혈세를 제약업계에 '그냥' 분배하는 한편, 생계는 파괴되었고, 헌법은 짓밟혔으며, 국민은 기본권 즉 언론과 의견의 자유, 이동의 자유, 이주의 자유, 집회의 자유, 자신의 종교를 적극적으로 실천할 자유, 자신의 직업에 종사하고 생계를 유지할 자유를 박탈당했었다.

과잉금지의 원칙을 따르면서, 기본권에 대한 국가의 간섭은 부합된 목표에 도달하기 위해 적절해야 하며, 인류의 존엄성을 침해하는 것은 최소화해야 한다.

이제는 멈춰야 한다. 민주주의와 문명의 손상도 멈춰져야 한다.

비판적이고 자유로운 저널리즘이 폐지되고 언론이 국가의 시녀이던 그 시절로부터 거의 90년이 지났다.

자유가 폐지되고 국민 의견이 정치 노선에 억압을 당했던 시절 이후로 거의 90년이 지났다.

언론이 주도한 마지막 집단 히스테리가 일어난 지 거의 90년이 지났다.

만약 우리가 독일 역사의 가장 어두운 시간으로부터 단 한 가지를 배워야 했다면 무엇을 배워야 했을까? 그것은 바로 다시는 무관심해서는 안 되며 외면해서도 안 된다는 것이다. 특히 정부가 우리의 기본적인 민주적 권리를 정지시킬 때는 더욱 그렇다. 이번에 우리 문을 두드린 것은 바이러스였을 뿐이었지만, 그 결과로 우리가 겪어야 했던 일들을 직시해야 한다.

- 미디어가 이끈 집단 히스테리
- 독단적인 정치적 결정
- 대규모의 기본권 제한

- 표현의 자유에 대한 검열
- 미디어에 대한 순응 강요
- 다른 의견을 가진 사람들에 대한 명예훼손
- 맹렬한 비난
- 위험한 인간 실험

만약 이런 것들에서 독재를 떠올리지 않았다면, 틀림없이 역사 수업 내내 졸고 있었던 것이다. 이제 깊은 걱정과 두려움이 남았다. 왜냐하면 너무나 많은 지적이고 교육 받은 사람들이 단 3개월 만에 세계 엘리트들의 요구와 명령에 기꺼이 복종하는 레밍족처럼 되었기 때문이다.

저명한 바이러스학자 파블로 골드슈미트 Pablo Goldschmidt 는 말했다. "우리는 모두 묶여 있다. 니스에는 사람들에게 벌금을 부과하는 드론이 있다고 한다. 이런 종류의 모니터링이 어디까지 진행되었단 말인가? 한나 아렌트를 읽고 전체주의의 기원을 세밀히 살펴봐야 한다. 국민을 겁먹게 하면 무슨 짓이든 할 수 있다."

명백히 그가 옳다.

한 가지는 분명하다. 점검해야 할 게 매우 많다. 우리 모두 점검이 이루어지도록 주장해야 한다. 코로나바이러스는 이번 시즌 후퇴하고 있고, 언론의 헤드라인과 공공 영역에서 사라지고 있으며, 곧 사람들의 기억에서 사라질 것이다.

만약 우리 국민이 코로나바이러스 정치와 관련된 모든 위법행위를 공표할 것을 요구하지 않는다면, 권력자들은 은폐의 망토로 모든 것을 덮을 것이다.

여러 다른 위협이 우리 문을 두드릴 가능성이 늘 있다. 현재 유일하게 긍정적인 것은 독일의 아주 많은 이들이 깨어나고 있다는 것이다. 많은 사람이 주류 언론과 정치인들이 선하지 않을 뿐 아니라 악하기까지 하다는 사실에 합의하면서 서로를 지지할 수 있음을 깨달았다.

이 땅의 어둠의 힘이 이성을 일깨우는 목소리를 침묵시키지 않기를 바랄 뿐이다.

맺음말

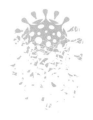

호흡기 바이러스는 전 세계적으로 주요한 사망 원인이며, 연간 대략 2~3백만 명이 이로 인해 죽는다. 인플루엔자A 바이러스, 라이노 바이러스, 호흡기세포융합 바이러스(RSV), 파라인플루엔자 바이러스, 아데노바이러스, 코로나바이러스 등 많은 바이러스 등이 그 원인이다. 이제 새로운 회원이 명부에 등록되었다.

다른 바이러스와 마찬가지로 SARS-CoV-2 바이러스는 특히 선행 기저질환이 있는 노인에게 심각한 질환을 유발한다. 나라와 지역에 따라 다르지만 이들 감염의 치명률은 0.02~0.4%로 계절성 독감 수준이다. 그러므로 SARS-CoV-2에게 유독 특별한 호흡기 병원체라는 중요성을 부여하면 안 된다.

SARS-CoV-2의 유행은 국가적 관심사의 대상이 될 필요가 없었다. 감염보호법의 예외적인 규정을 시행한 것은 지금도 근거가 희박한 것이라고 할 수 있다.

2020년 4월 중순에 감염병 유행이 잦아들고 있을 때, 부적절한 예방조치로 인해 각계각층에서 돌이킬 수 없는 부수적인 피해가 초래되었음이 명백해 보였다. 그럼에도 독일 정부는 유령 바이러스에 대항하는 십자군전쟁 같은 운동을 계속하고 있으며, 진정한 민주주의의 기틀을 무시하는 방향으로 가고 있다.

그리고 이 글을 읽고 있는 순간에도 유전자 기반 백신을 개발하기 위한 인간 대상의 실험이 진행되고 있는데, 이 백신은 지금까지 알려지지 않은 수천 명의 지원자에게 어떤 불길한 위험을 초래할 것인지 알 수 없다.

우리 유산의 몰락과 파괴, 깨달음의 시대가 끝나는 것을 우리는 눈앞에서 생생히 목격하며 견디고 있다. 이 작은 책이 지구의 호모 사피엔스들을 일깨워 그들의 이름에 걸맞게 살아가도록 돕는 데 기여하기를 바란다. 그리고 이 무의미한 자기파괴도 끝나기를 바란다.

평등과 사회적 통제,
합의의 수준을 드러낸 코로나 팬데믹

"가진 자들은 감염을 걱정하고,
없는 자들은 생계를 걱정한다"

코로나 팬데믹

제1판 1쇄 인쇄   2020년 12월 18일

제1판 1쇄 발행   2020년 12월 22일

지은이   슈샤리트 박티 · 카리나 레이스

번역/감수   김현수 · 김대중

펴낸이   김덕문

펴낸곳   더봄

등록번호   제399-2016-000012호(2015.04.20)

주소   서울시 노원구 화랑로51길 78, 507동 1208호

대표전화   02-975-8007   **팩스** 02-975-8006

전자우편   thebom21@naver.com

블로그   blog.naver.com/thebom21

ISBN 979-11-88522-82-8 03510